発症2週間前からの治療で花粉症の目のかゆみは激減する！

医学博士
深川和己

はじめに

今や国内の推定患者数3000万人超、日本人の4人に1人がかかっているともいわれている花粉症。眼科にも3月から4月末のスギ花粉が多い時期は、眼を真っ赤にした患者さんが後をたちません。

眼にあらわれる代表的な花粉症の症状は、なんといっても「かゆみ」です。ちょっと寒さがゆるんできたかな、というころから、ムズムズ、ゴロゴロしてきて、やがてこすらずにはいられなくなる、そんな「かゆみ」の煩わしさは、生活に大きな不便をもたらします。

眼がかゆいと何をしようにも集中力を欠き、イライラして手につかないもの。外出するのも一苦労で、人と会うのがおっくうに。そして夜もかゆみのためにぐっすり眠れない……これらはほんの一例にすぎません。「命に関わる病気ではないから」などと言っていられないほど、気力も体力も奪われてしまうのが花粉症の怖さです。毎年毎年、そんな症状に悩まされている人が3割強もいて、勉強・仕事の能率や、生活の質を低下させているとなれば、これは国全体にとっても深刻な問題といえるでしょう。

花粉症のもっともベーシックな対策は花粉を避けること（抗原回避）ですが、それだけでは発症を抑えきれないのが現状です。かゆみが強まり自分ではどうにもならなくなってから医療機関を受診しても、症状がおさまるまでに2週間〜1か月はかかり、結局、花粉の飛散時期が終わるまで、つらいかゆみをひきずってしまうのが、花粉症患者さんに毎年繰り返されるパターンなのではないでしょうか。

こんな憂慮すべき花粉症の現状に対し、実は近年、新しい治療の考え方が広まりつつあります。今まで防ぎようがないと考えられていた眼のかゆみを、つらくなる前に抑え込んでしまうのです。これにより、つらい時期を少しでも短くすることができるようになってきました。

その新しい治療の考え方が、「初期療法」です。名前が示す通り、花粉症で炎症が起こっているごく初期の段階から薬で抑えていく治療法です。鼻アレルギーの領域ではすでに広く行われている治療ですが、眼科領域でも良好な治療効果が期待できることがわかってきました。

スギ花粉症のために何十年もの間、春になると受診を繰り返していた人でも、この治療により「今年はほとんど気にならなかった」、そんな声も続々と報告されています。

従来は、強いかゆみを抑えるために強い薬を使わざるを得なかったケースでも、この治療法に切り替えることで、減薬や断薬が可能になります。また、医薬の進歩に伴い、副作用がより少ない点眼薬も登場しています。眼のかゆみだけではなく、充血やなみだ目といった、いわゆるアレルギー症状全般を低減させることが可能です。

こんないいことづくめの治療法ですが、残念ながらまだあまり一般に知られていません。初期療法を知っていて受診にこられる花粉症患者さんは全体の1割にも満たないのではないかというのが、診療に携わっている中での感覚です。

私は眼科医として三十年近くのキャリアを持ち、特に眼アレルギー疾患の研究と治療に力を入れてきました。その長い経験と多施設での臨床試験の結果から、眼の花粉症に対する初期療法は、患者さんのつらい症状を格段に軽くし、生活の質を格段に上げる非常に有望な治療法であると確信しています。

本書では、花粉症も含めたアレルギーの基礎知識から、効果的な予防法、新しい知見に基づいた治療や薬の情報を網羅し、その中で、今注目されている初期療法を一般の方向けに紹介していきます。できるだけ難しい言葉を使わず、わかりやすい解説を心がけています。

一人でも多くの、花粉症による眼の症状に悩んでいる人に、この治療法について知っていただき、つらさをやわらげるお手伝いができれば、これに勝る喜びはありません。

深川和己

2017年12月

もくじ

第2章 アレルギーの基本を知ろう

第3章 眼のアレルギー　発症のメカニズム

第4章 眼のアレルギー 治療の最前線

第5章 眼のアレルギー 重症化したらどうなる

巻末付録

第1章

自分でできる花粉対策 眼にもマスクを！

季節性と通年性がある

アレルギーに悩まされている人は、すでに予防には十分気をつけている、という人も多いでしょう。でも結局、心がけもむなしく毎年のようにつらい症状が起こってしまう、そんな人も多いのではないでしょうか。

実は予防と一口にいっても、花粉など抗原の種類に応じてそれぞれ「ベストな方法」があります。それを知っておけば、今までよりぐんとラクに過ごせること請け合いです。この章では、そんな予防の奥義をお話しします。

その前に、まずは基本的な知識をおさえておきましょう。

アレルギー性結膜炎は、発症の時期により季節性と通年性に分けられます。花粉などを原因とする、毎年決まった季節に症状があらわれるものを季節性アレルギー性結膜炎といい、ハウスダストのように季節を問わず家の中にあるため一年を通じて発症するものを通年性アレルギー性結膜炎といいます。

ただし、花粉は季節限定の抗原（アレルゲン）ではありますが、地域によって多少、飛ぶ時期に違いがあります。東京では、スギ（2～4月）、ヒノキ（3～5月）、カモガヤ（4～9月）やブタクサ（8～9月）などが代表的な花粉です。北海道にスギはありませんが、そのかわりシラカバが花粉症の抗原になります。

季節性アレルギー結膜炎の場合、その時期に特に気をつけて予防するのが大原則です。これはアレルギーに悩まされている人ならみな知っていることと思います。

敵は主に3タイプ

基本をおさえたうえで、次に生活のどんなシーンで抗原に出会う機会があるかで分類してみましょう。これをおさえていれば、生活上の行動や環境を見直すことで、抗原をより確実に遠ざけることができるようになります。

「花粉だったらスギでもブタクサでも、外を飛んでいるものだから、予防の仕方も一緒では?」と思っている人が多いようですが、実はそうではないのです。花粉の種類により戦法を変えた方がいいことは、意外と知られていません。

アレルギー性結膜炎の主な抗原は、次の3タイプに分けられます。

通年性の抗原

❶ダニやハウスダスト

家の中で抗原となるダニは、イエダニと呼ばれる目に見えないほど小さなダニが主流です。ハウスダストは家の中のほこりの総称で、ダニやその死がい、ふんが多くを占め、そのほかに糸くずやカビ、動物の毛やフケなどがまじっています。家の中にいれば常に吸う可能性があります。

季節性抗原

❷雑草系（草本植物）

背の低い雑草で、カモガヤやブタクサが代表例です。花粉の飛散距離は長くても100m程度です。

❸樹木系（木本植物）

背が高く、山や森林に密集して生息しています。スギやシラカバが代表例です。花粉の飛散距離は長く100kmを超える場合もあります。

こうした特徴から、それぞれ、次の戦法が有効です。

❶ダニ、ハウスダスト➡掃除して排除

これらは、生活をしている以上家の中に必ず発生する通年性の抗原です。しかも気密性や保温性の高い現代の住宅事情から増加傾向にあり、季節による量の変動もあまりないのが特徴です。

とはいえ、家そのものを昔ながらの木造の民家に戻すことなどできませんから、対策としては、住んでいる家の中の環境を見直し、ダニやハウスダストを徹底的に減らすしかありません。ズバリ、お掃除と換気がもっとも有効です。

ダニやハウスダストの〝たまり場〟は、カーペットやソファ、ふとん、ぬいぐるみなどの布やウール製品です。床掃除をこまめにしていてきれいなはず、と思っていても、ぬいぐるみやクッション、ソファなど布製のものがあればそこに大量にたまっていることが多々あります。そして、歩いたり、座ったりなどの生活動作によって宙に舞い、目や鼻に入ってしまうのです。

特に、夏に増えたダニが寿命を終えて秋に死ぬと、死がいがくずれて細かくなり、空気中に舞いやすくなります。だから秋や冬にダニアレルギーが悪化することがあるのです。また、ふとん乾燥機や日光干しでふとんの中のダニを高温で殺すと、「ダニを退治した」と思っても、そのままではかえって死がいが舞いやすくなります。このようなときに、掃除機などでしっかり吸い取ることが大切なのです。

さらに、部屋の窓をずっと開けないとハウスダストの温床になりますので換気も大切です。ただし季節によっては花粉や黄砂など、別の抗原が入ってきてしまう可能性もあります。汚れた空気を出している一方、別の悪い空気を家の中に入れてしまうのではあまり意味がありませんので、注意も必要です。

近年は空気清浄機が普及してきて、性能や対応する部屋の広さ、価格などのバリエーションも増えています。ハウスダスト対策には、こうした機器を利用するのも一手です。

❷雑草系➡生えている場所に近づかない

背丈の低い雑草系の花粉は、風にのったとしても飛距離はせいぜい100m程度。そのくらいなら、「近づくとかゆくなるエリア」は限定されます。後述するスギ花粉などの樹木系よりも、〝危険地帯〟はぐっと狭いのです。

旅先など、初めて訪れるような土地では予測がつきにくいかも知れませんが、普段の生活でなら、行動範囲はほぼ決まっているはず。その中で、空地や河原など、雑草が生えているような、かゆくなるエリアには近づかないようにするだけでずいぶん違ってきます。君子、危うきに近寄らず、です。

　住居のすぐ近くに雑草が生えている空地があるなどで、遠ざけようにもできない場合は、群生しているエリア側の窓を閉めてガードしましょう。飛散距離が短いので、強い風が吹かなければそれでかなり回避でき

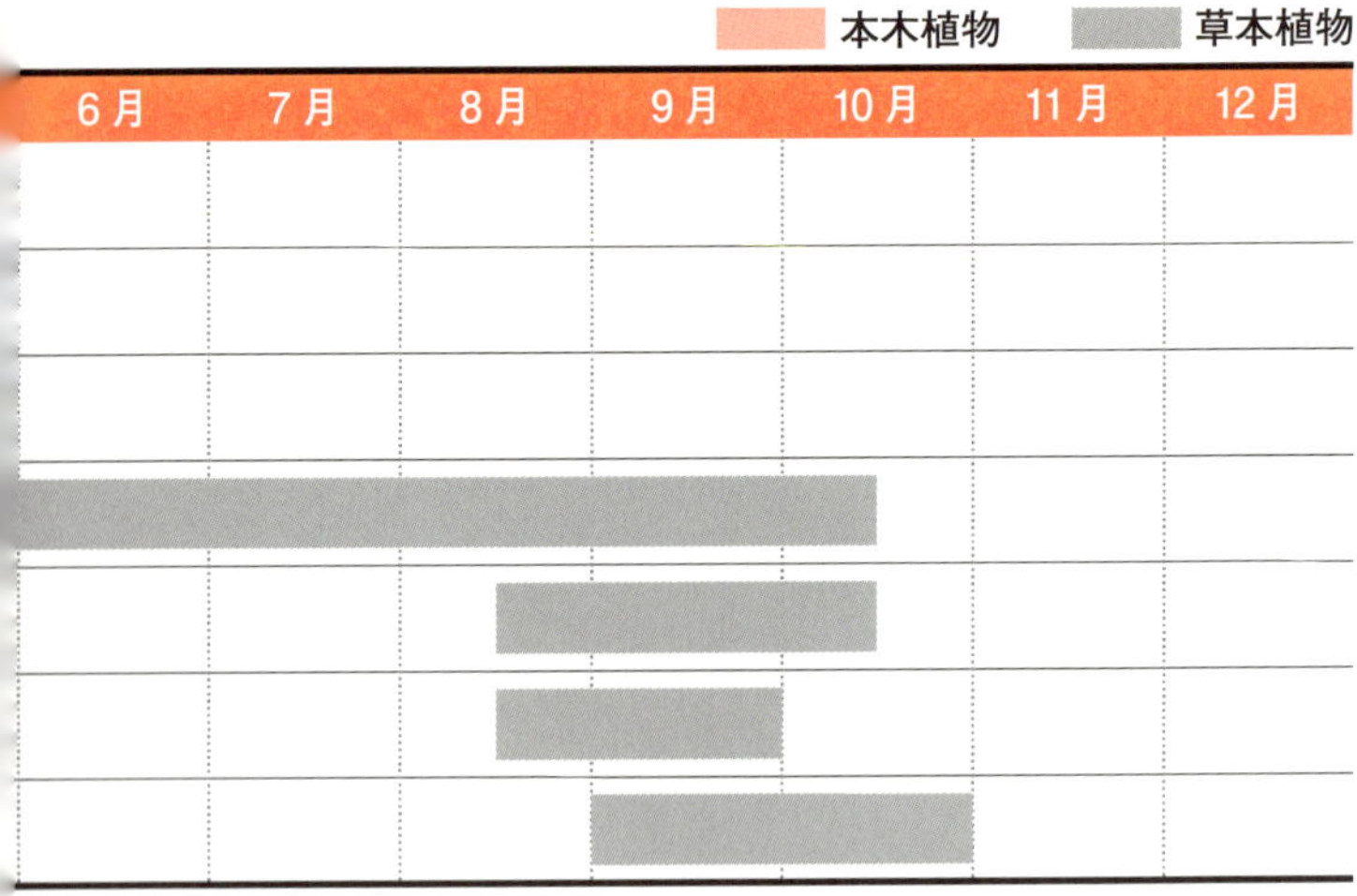

るはずです。

❸樹木系➡ガードを固める&早期からのメディカルケアを！

樹木系の花粉は風で空高く巻き上げられ、気流にのって飛んできます。その距離は長く100kmに及ぶことも。樹木系の花粉は関東北部や中部地方の森林から余裕で都心まで到達するといえます。

こうなると、雑草系花粉と違い、かゆくなるエリアの特定はできません。「ユビキタス」といってどこでもある、のが樹木系花粉の特徴です。

■主な花粉と飛散時期（関東地方の場合）

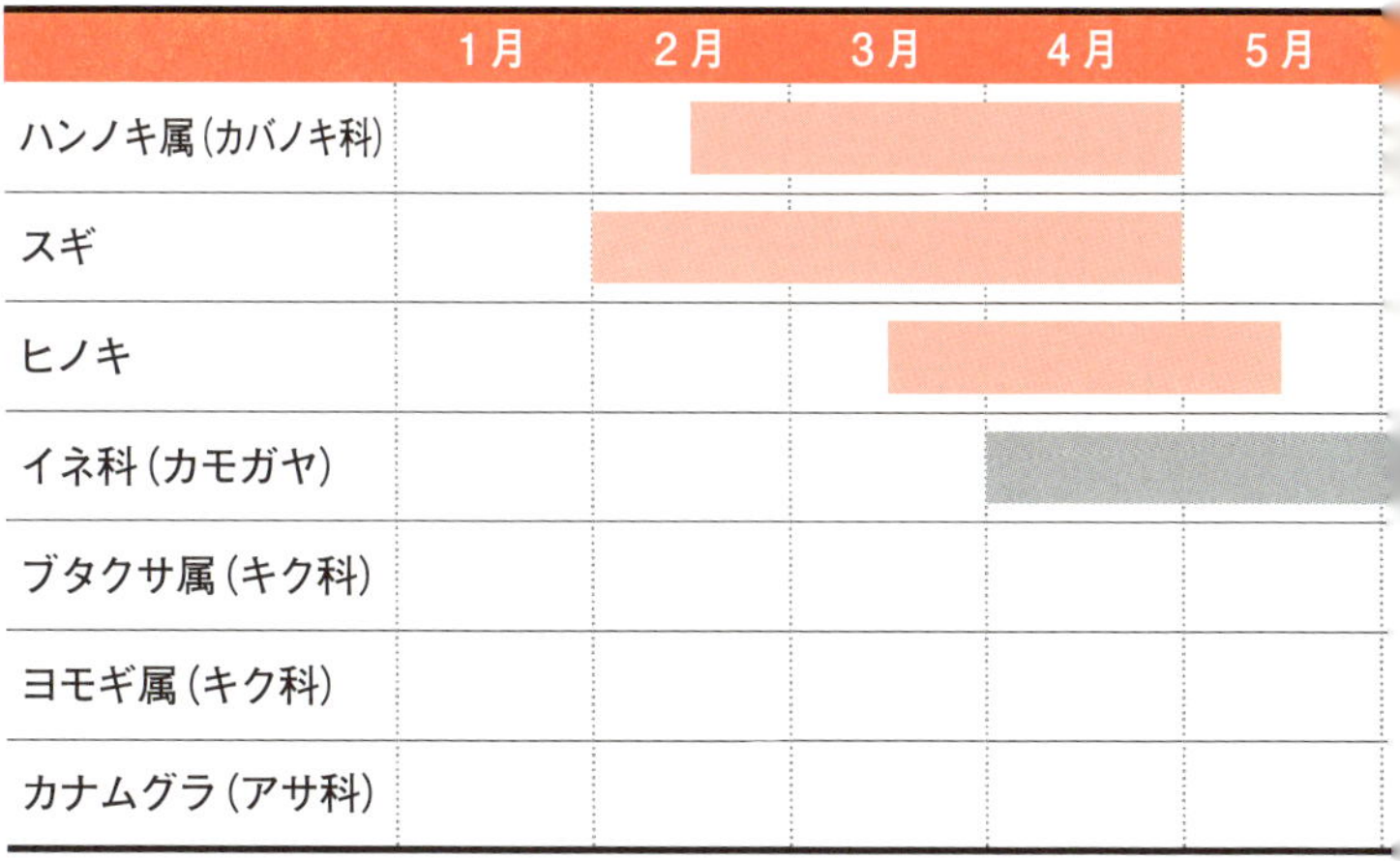

この場合、雑草系花粉のような、近づかない戦法がとれませんので、花粉を眼に入れないよう、自分のガードを固めることが大切なのです。

それに加え、花粉が目に入ってしまっても、アレルギー反応を起こさせないようにする治療法が非常に効果的です。これについては第4章で詳しく説明します。

上記1~3の中で、やはりもっともやっかいなのはスギをはじめとする樹木系花粉です。花粉症の原因の8割はスギ花粉とも言われており、患者さんが多いことからも、予防の難しさを語っています。何しろ飛散距離が長いので、使える手はすべて使って防御するのが賢明です。

そんな、一筋縄ではいかない樹木系の花粉対策を、眼科医の立場から専門的に検証した結果、次の予防法が効果的であることがわかりました。

偵察をおこたりなく

近年は春先になると、テレビ番組のお天気コーナーなどで花粉の飛散情報も伝えられるようになりました。

雨の予報なら傘を持って出かけたり、日差しが強くなる見込みなら日焼け止めを塗ったり帽子や日傘でガードするのと同じように、花粉も飛散量に応じて、デイリーで情報をチェックすることは、〝敵の勢い〟を知り備える上での大きな助けとなります。

花粉症に悩まされている人ならよくおわかりの通り、花粉の飛散量は同じシーズン内でも、その日の気温や天候によって大きく変動します。昨日は好天で気温も高め、おまけに風も強いとなれば花粉はどんどん飛んできますし、逆に雨模様で冷え込んだ、となれば今日はずいぶん楽だな、となるわけです。

折しも春は三寒四温ともいわれ、天候がめまぐるしく変わりやすい時期ですからなおさら、テレビ等での飛散情報は気にしておきたいものです。多いときには無用の外出はできるだけ避けるのが賢明です。

★出かける日の花粉飛散情報をチェック
★多い日には無用の外出を避ける

陣地に入れない、持ち込まない

花粉を家の中にまで入れてしまうことで、花粉症が長引いてしまうことはよくあります。飛散のシーズンがひと段落しても、家の中に残った花粉が他のハ

無用の外出

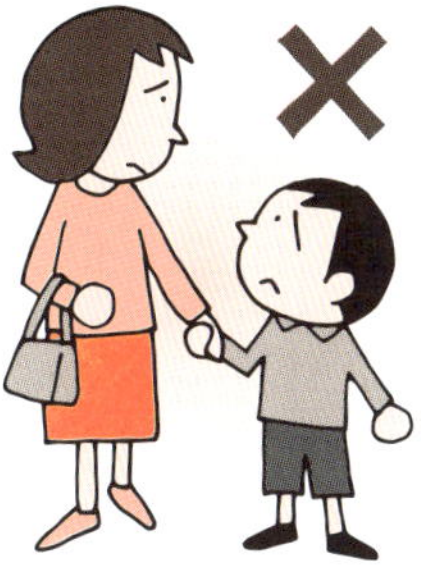

花粉情報

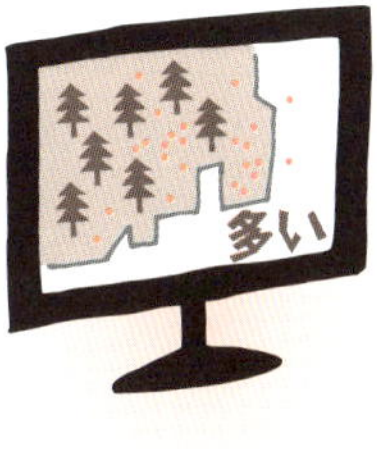

空気清浄機

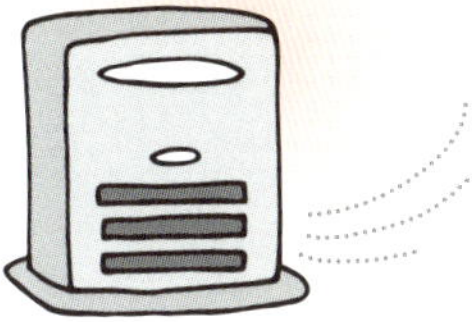

つるつる素材

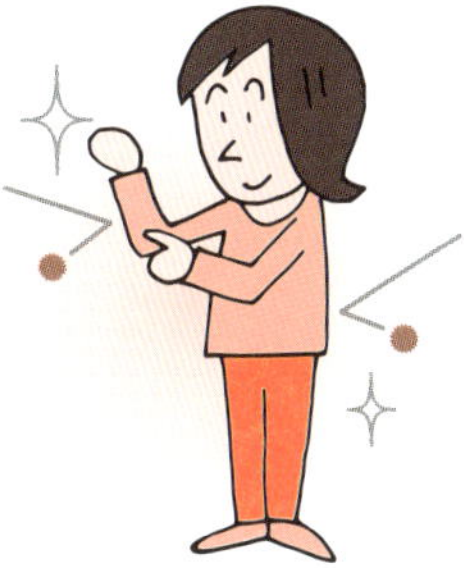

念入りに掃除

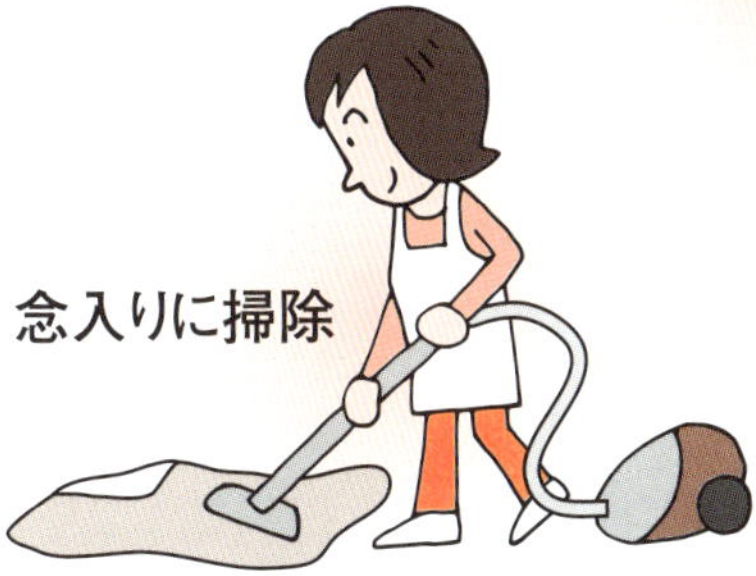

ウスダウトなどと混ざって眼を刺激し続けるのです。

花粉を持ちこまないためには、外出時の服の素材がポイントです。春先はまだ肌寒い日も多く、ウール地など表面がざらざらと毛羽立った上着やマフラーが活躍しますが、これでは花粉に「くっついてください」と言っているようなもの。表面の凹凸に花粉が入り込んでしまうのです。

できるだけ、表面がつるつるした素材のものを身につけ、家に入る前に、よく払いましょう。

それでも花粉は窓を開けた際などに入り込みやすく、完璧にシャットアウトするのは困難です。こまめに掃除をすることや、カーテンや布団、ソファカバーなどの大きな布類は花粉のたまり場になりやすいので、こまめに洗濯する心がけが大事です。

これらはもちろんダニやハウスダストにも有効です。

表面の毛羽立った衣類は花粉をからませるので、この時期には、なるべく外側がつるつるしたものを着て外出しましょう。
空気清浄機の利用も有効です。

★できるだけ「つるつる素材の服」を
★大判の布類は特に念入りに掃除、洗濯
★空気清浄機も有効

眼にもマスクを！

一般的には花粉が「飛散」する、と表現されますが、樹木系はむしろ、上から降ってくるというイメージの方が的確といえます。ですから予防も、雨や日差しと同じように、上からのガードをしっかりすることが肝要です。

ただし、上から降ってくるとはいっても、真上から落ちてくるのではなく、ゆるやかな弧を描いて斜めに入ってきます。それゆえ、眼に入りやすいのです。

眼に入れないように、とレンズの大きなサングラスや眼鏡をかける人が多いと思います。もちろんガードする面積が大きければそれだけ効果的ではありますが、それだけでは残念ながら万全とはいえません。花粉

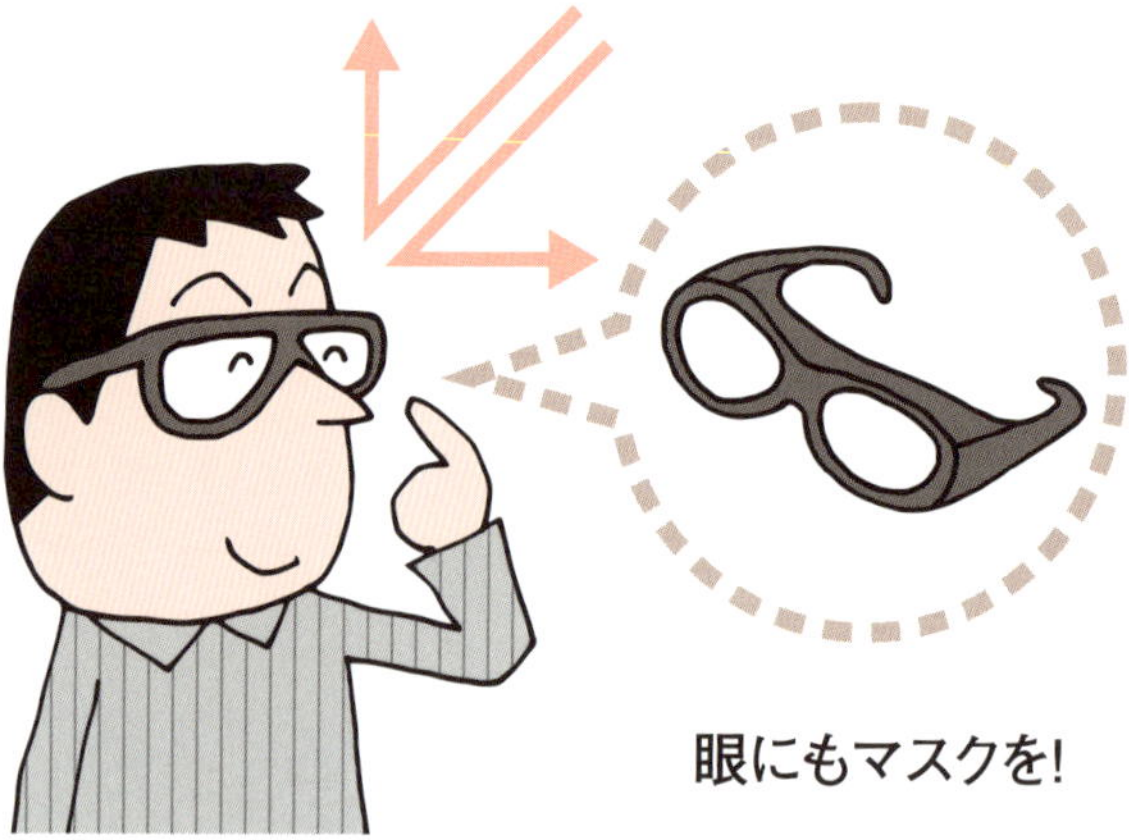

眼にもマスクを!

は上から、額と眼鏡のフレームの間を通って、眼の中に侵入するからです。

つまり、眼鏡に「ひさし」をつけること、これが大きなポイントです。

ひさしがある眼鏡とない眼鏡で、どのくらい花粉の侵入率が変わるのかを実験したデータがあります。マネキンの頭部に眼鏡をセットし、人工的に風を送り花粉を飛ばします。あらかじめ眼の部分に花粉採取用のシートを張り付けておき、一定時間後にそこへついた花粉の量を調べる、といったものです。

結果はなんと、ひさしつきの眼鏡をかけた場合、眼鏡をかけない場合と比べ92％も花粉をカットできたのです。

これに対して、ひさしのない通常の眼鏡の場合は、かけない場合の51％のカットにとどまりました。これでもかけないよりはいいのですが、ひさしがあった方が明らかに、眼のガード効果は高くなります。額とフレームの間といえばほんの少しのすき間ですが、決してあなどれないことが実験でも証明されたのです。

■眼鏡の花粉防止効果は明らか

装置の眼の部分についた花粉の量を測定したところ、花粉防止眼鏡（ひさしつき眼鏡）では明らかに少ないことがわかった。

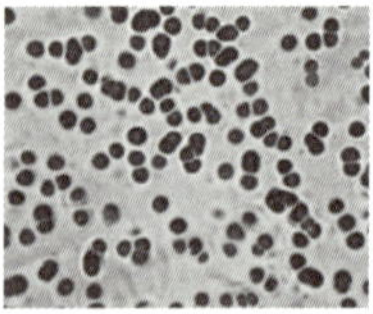

眼鏡装用なし
298.75 ± 65.75 個

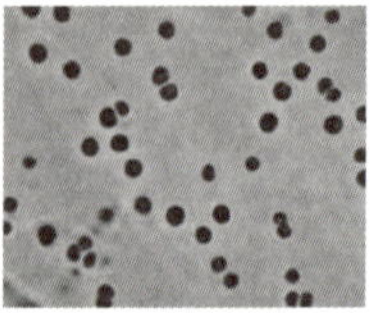

普通眼鏡
140.4 ± 52.25 個

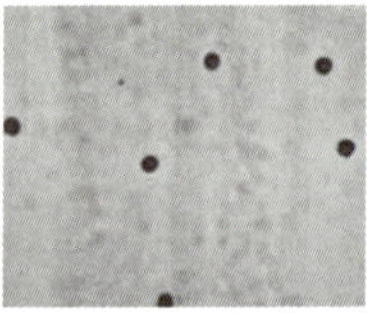

花粉防止眼鏡
24.15 ± 6.15 個

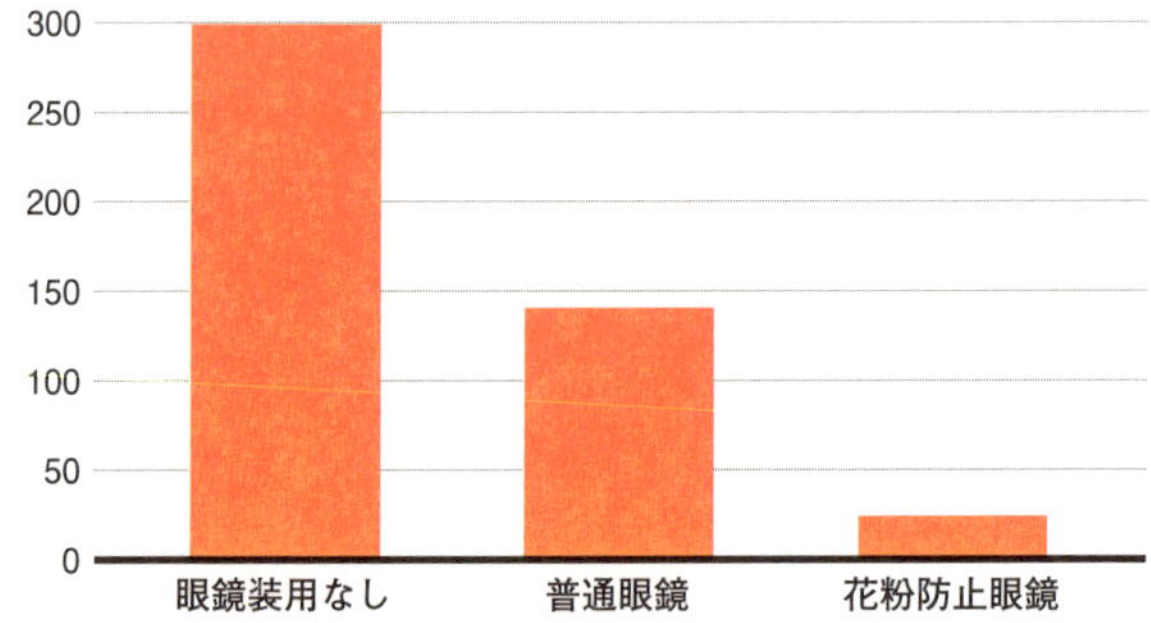

通常メガネで51%、花粉防止メガネで92%の花粉飛入抑制効果があった。メガネ、花粉防止メガネは有効である。

出典：「日本の眼科」88巻3号、テーマ「アレルギー性結膜疾患」、3）わかりやすい臨床講座：タイトル「スギ花粉アレルギー性結膜炎に対するセルフケアと初期療法」、執筆者：両国眼科クリニック、東京都、深川和己、と、太田優、深川和己、佐竹良之、他：眼鏡装用による花粉飛入予防効果について。第36回日本角膜学会総会、第28回日本角膜移植学会、東京、2012/2/23-25。

花粉防止用のひさしつき眼鏡は近年、複数のメーカーから登場しており種類も増えています。子ども用もあります。度の入っていない素通しの眼鏡もありますので、普段裸眼やコンタクトレンズで過ごしている人は、花粉症の時期の外出時にはとても便利で効果的です。

言うまでもなく、額とフレームのすき間が狭いほどガード効果は高まりますので、ひさしと眉部分のフィット感が高いものを選びましょう。

これにつばつきの帽子があれば眼には二重のガードになります。普段から眼鏡をかけている人の中には、花粉症の時期だけのためにもう一つ、ひさしつきの眼鏡を新調するのはコスト的に負担、という人もいるかも知れません。その場合は普段使っている眼鏡プラス、大き目のつばつき帽子でも、かぶらないよりは断然、ガード効果に差がつきます。とにかく、樹木系の花粉は、上から降ってくることを意識してガードすることがポイントなのです。

★ひさしつきの眼鏡は花粉を92%カット
★ひさしと眉部分のフィット感が高いほど高効果
★つばつき帽子＋普通の眼鏡でも効果あり

人工涙液で洗眼

花粉症がつらいと「眼を取り出して洗いたい」とよくいわれます。それはできなくとも、眼を洗う＝洗眼は眼に入った花粉などの抗原を洗い流すので効果的と思われます。花粉などの抗原は、眼についてから即座にアレルギー反応を起こすわけではなく、しばらくは眼の表面にとどまっています。その間に洗い流せればかゆみや充血を抑えるのに有効というわけです。

ただし、適した「洗浄液」を使うことがポイントです。かゆいからと家に帰るなり、ばしゃばしゃと水道水で洗ってしまう人もいるようですが、これは感心できません。水道水に含まれている残留塩素が、眼を傷めるもとになるからです。

ゴミや虫が入って、すぐに洗い流す必要があるなど、急場しのぎで水道水を使うのはやむを得ませんが、日々の習慣にするのは避けてください。

眼科医として勧められるのは、防腐剤の入っていない人工涙液です。これは市販もされています。後からお話ししますが防腐剤を長期間、継続して眼に入れると、眼の表面の細胞を傷めるもとになります。防腐剤の入っていないものをお勧めするのは、1日何回でも点眼できるように、との考えからです。

これを、家に帰ったらすぐに点眼します。洗眼が目的ですから一度にたくさん、10滴くらい点眼して花粉を洗い流しましょう。冷蔵庫で冷やしておくとより気持ちよく使えます。市販の人工涙液は1本の内容量5㎖で価格は100円程度。およそ100滴分ですので洗眼1回につき10円の計算になります。

洗眼といえば、カップ式の洗眼液が比較的よく知られています。こちらも市販されており、使ったことがある人が多いかも知れません。以前は防腐剤入りのものが多かったので、眼科医としては勧められなかったのですが、最近は防腐剤（BAK《バック》）フリーのものが登場してきています。

カップ式の洗眼液も、防腐剤の入っていないものを選びましょう。また、カップを当てた際に、まぶたやまつ毛など眼の周辺についた花粉や、化粧品の成分が液に入るのを避けるために、先に顔を洗う、メイクを落とすなどしてから使用することをお勧めします。

カップ式で注意したいことがもう一点あります。それは「洗い過ぎ」。顔や体もごしごしと洗い過ぎると、肌がかさかさしてくるのと同じように、眼も洗い過ぎると表面を保護しているムチンという成分が剥がれてドライアイのようになることもあるので注意しましょう。

★水道水で眼を洗うのはＮＧ
★お勧めは防腐剤の入っていない人工涙液。冷やしておくと気持ちよい
★カップ式の洗眼液は防腐剤の入っていないものを。洗い過ぎに注意

「ドライアイ」は治しておきましょう

ドライアイがあるとアレルギーが起こりやすくなります。なぜなら、眼の表面の「バリア」が弱くなっているので、抗原から溶け出す抗原タンパクがしみ込みやすいから。この「バリア」には3つの段階があります。

■バリア①「涙」＝洗い流し

涙は抗原タンパクを洗い流してくれます。ドライアイで涙が減ると洗い流し効果が下がってしまいます。

■バリア②「ムチン」＝からめとり

涙の中のヌルヌル成分のムチンは、抗原タンパクをからめとります。したがって、ドライアイでムチンが減るとからめとり効果が低下します。

■バリア③「結膜上皮」＝ブロック

眼の表面の結膜上皮は異物が入らないようにしているバリアです。ドライアイで乾くと細胞が傷み、剥げ落ちてしまい、バリア効果が低下します。

また、ドライアイには人工涙液やヒアルロン酸の点眼が有用です。ムチンを増やす点眼、上皮細胞の傷を治す点眼など、多くの点眼薬があります。ドライアイがある人は、花粉シーズンが始まる前に眼科に行ってドライアイを治療して、バリア機能を高めておきましょう。

★ドライアイは花粉シーズンが始まる前に治しておく

市販の目薬による対処は？

花粉の飛散時期になってかゆみが起きると市販の目薬を使って、つらい眼のかゆみをしのいでいる、という人も少なくないのではと思います。

花粉症の患者さんを対象に、2007年に実施したアンケート調査でも、症状を抑えるためにどんな対策をとっているかという質問に対し、眼がかゆい患者さんでもっとも多かった回答は「薬局で市販薬を買うこと」だったという結

果が出ています。※1

眼科を受診する時間がなかなかとれない人にとっては、近所のドラッグストアなどで手軽に入手できる市販薬は、使い勝手が良いかも知れません。

しかし、ほとんどの市販薬には防腐剤が入っており、長期間の使用はお勧めできません。一時的なかゆみや充血を抑える目的で使うなら、そう神経質になる必要はありませんが、花粉症の場合は1～数か月にわたり毎日のように頻繁に目薬をさす、ということが多いので、防腐剤の眼への影響も無視できなくなります。1日3、4回点眼し続けていたら、1か月くらいで眼にゴロゴロと違和感が出てきた、と受診にこられるケースは少なからずあり、防腐剤の影響が疑われます。

また、防腐剤だけでなく、目薬の成分自体が眼に合わず、まぶたが腫れたりかゆみが出たりしてしまう、というケースもあります。

市販薬を使ってはいけない、ということではないのですが、毎年決まった時期に強い症状が長期間出るのであれば、眼科を受診して自分の症状に合った薬を処方してもらうのが賢明です（第4章参照）。受診の時間や手間を惜しむよりも、その方がかえって早く症状が軽快し、つらい期間を長引かせずに済むことの方が多いからです。

また、もし眼の周りがかぶれるなどの、何らかの異常があらわれたら使用を中止し、眼科を受診しましょう。

※1：深川和己・アレルギー性結膜疾患患者に対する治療実態及び治療ニーズ調査―人口構成比に基づくインターネット全国調査―・アレルギー免疫 15: 1554-1564, 2008

★防腐剤の入った市販目薬の長期使用は避ける

たたいたり、こすらないで、冷やすこと

かゆいところをかくと、よけいにかゆくなるものです。そうかゆくなくても、無意識のうちにまぶたをこすってしまうと、だんだんかゆみが強くなってきたり眼が赤くなったり腫れたり。こすらなければ良かったのに！と後悔、なんて経験は誰でも一度はあるのではないでしょうか。

これは、たたいたり、こするという物理的な刺激によっても、マスト細胞が抱えている武器——かゆみや充血や腫れのもとになるヒスタミンなどの化学物質——が放出されやすくなるためです。まさに「寝た子を起こす」ですね。

しかし、むやみに眼をこするとよくないのはわかっていても、つい手が

いってしまう、というのはよくあること。そんなときは冷たくしたハンカチやタオルを当ててみましょう。冷やすことは炎症を抑え、かゆみを感じにくくするのに効果的です。

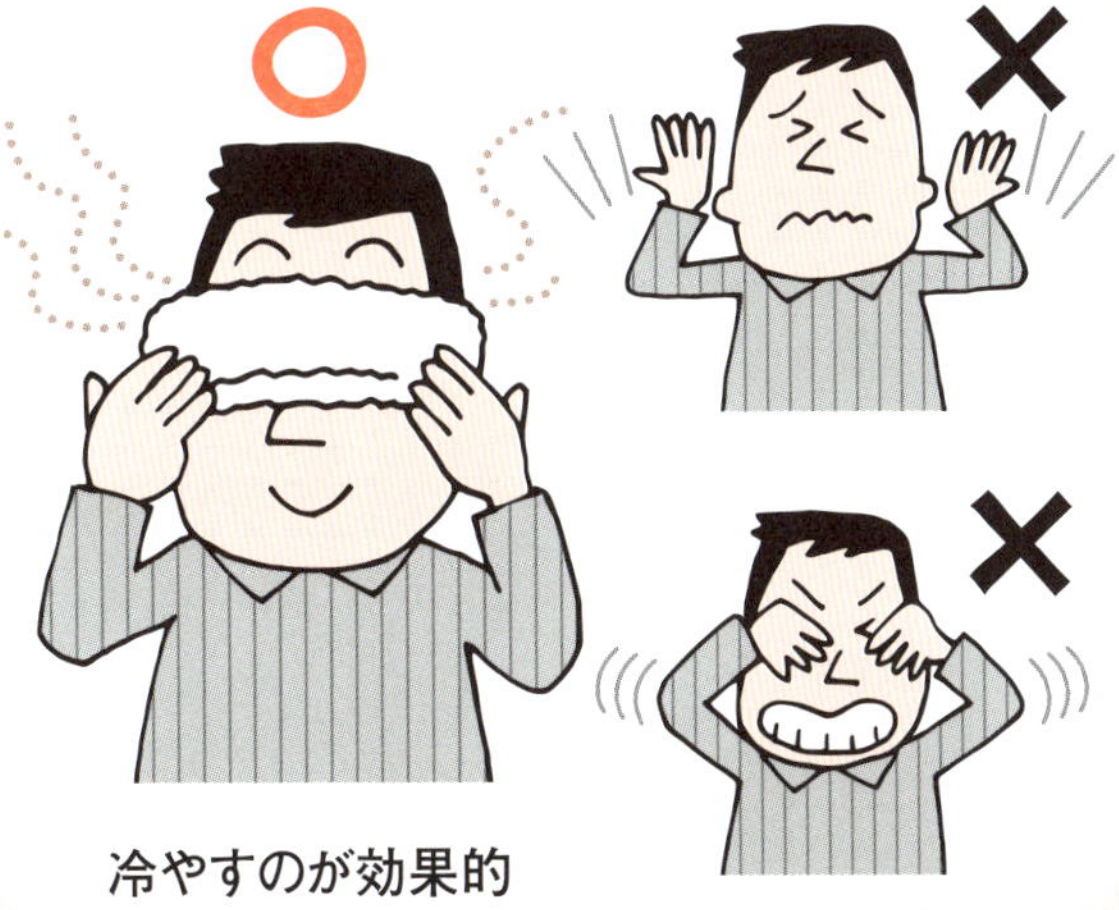

冷やすのが効果的

第2章

アレルギーの基本を知ろう

アレルギー＝普通じゃない反応

アレルギーと聞いただけで、体がかゆくなるなんて人はいないでしょうか。「私は数学アレルギーだ」とか「あの上司にはどうもアレルギーが……」なんて、日常生活のたとえでも使われることの多いこの言葉には、「拒否反応」といった意味合いを多分に含んでいますよね。

もともとアレルギーとは、「変化した反応力」を意味するギリシャ語が語源といわれています。何らかの要因で、普通の反応でなくなってしまったことを指す言葉です。

そもそも私たちの体には、外から侵入してきた異物を敵とみなし、追い出したり退治したりする生体防御システムが備わっています。これを「免疫」といいます。

この言葉もわりと生活の中で何気なく使われることがあります。例えば「今の高齢者はインターネットの免疫がないので、サイバー犯罪に巻き込まれやすい」とか「あの教授は苦手なタイプだったが、今は免疫ができた」といったように、です。日常会話の中で使われる免疫とは「備え」とか「対抗できる力」といったニュアンスが感じられます。

かぜをひいたとき、体内にはかぜウイルスという敵が入り込んでいます。でも、熱が出たり、のどが痛くなったり、そのうちせきやくしゃみ、鼻水が止まらなくなったりするのは、すべてがかぜウイルスそのものが悪さをしているのではありません。体の免疫が、ウイルスをやっつけようと戦っているためにも起こるのです。

ウイルスが退治され、体から消えればこれらの症状もなくなりかぜも治癒に向かいます。いわゆるかぜ薬は、症状を軽くするための薬であり、ウイルスそのものには効きません。体に備わっている免疫こそが、特効薬というわけです。

免疫は、免疫細胞と呼ばれるさまざまな細胞や体内でつくられる化学物質などから成り立っています。あるものはスパイとして敵の情報をさぐり、あるものは武器をつくる専門、あるものは司令塔——といったように、それぞれ役割を持って、連携プレーで敵を撃退します。

そのシステムは実に複雑、緻密で、今でも解明されていないことは多々あり、なかなか簡単には説明しにくいのですが、本書では、難しいことには多少目をつぶり、眼のアレルギーに特に関係の深い細胞や物質を中心に、発症の仕組みをご説明します。

いきすぎた防御が、体を傷めつける

それでは、人体の免疫においては何が普通の反応で、何が変化した反応なのでしょうか。

体内に細菌やウイルスなどの敵が侵入してきたときに、免疫を担う面々の中でそれを真っ先に見つけるのが見張り番役です。

見張り番はすぐに、「敵がきたぞ」と攻撃部隊に伝えます。そこでは、敵の種類に応じた武器をあらかじめ装備しています。見張り番からの報せを受け、すぐに攻撃開始。敵を追い出しにかかります。

ごく簡略化しましたが、これが免疫の「普通の反応」です。

ところが、この免疫が普通ではない、変化した反応をしてしまうことがあります。体内に侵入した特定の敵に対し、攻撃がエスカレートしてしまうのです。健康な人なら、敵と認識しない相手や、10くらいのパワーで追い出せる程度の敵にも、100のパワーでかかっていってしまうようなものです。

その要因は後述しますが、昔に比べ清潔になりすぎて感染が減り、免疫が〝腕だめし〟をする機会が減って本来の敵ではないものに反応してしまったり、といったようなことも一因です。

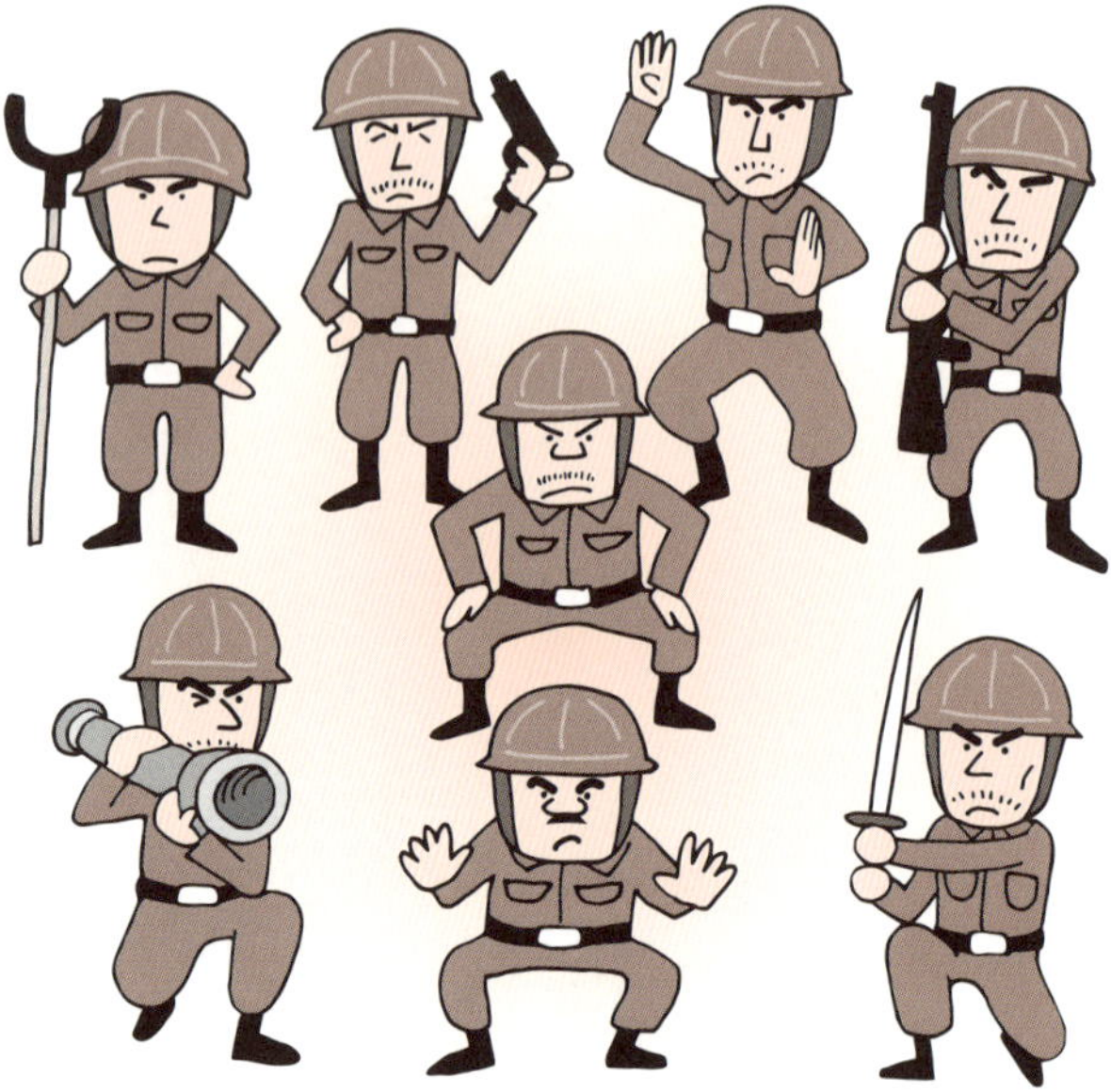

過剰防衛

戦いの場は常に宿主である私たちの体ですから、攻撃が激しかったり広範囲だったりすれば、健康な体もダメージを負うことになります。これがアレルギーです。

家の中に虫が入り込んだとき、その虫だけ駆除すればいいものを、勢い余って床や壁をところかまわず壊してしまうようなものです。

免疫はそもそも人体を敵から守るシステムですから、守備範囲は全身に及びます。したがって、アレルギーも体のあちらこちらに起こり得ます。眼に起これぱアレルギー性結膜炎、鼻ならアレルギー性鼻炎、気管支なら気管支ぜんそく、腸なら食物アレルギーといった病気が代表的です。

「多すぎる見張り番」がアレルギーを起こす

なぜ、アレルギーでは免疫が過剰に反応し、行き過ぎた防御に走ってしまうのでしょう。

ひとつには、花粉などの侵入者に対する「見張り番」が多すぎるからです。ガードマンがビルの入り口だけでなく、すべての窓にはりついているようなものです。当然、チェックが厳しくなるので、ちょっとでも怪しいものを見つけただけでも騒ぎ立てます。この見張り番の中でも、直接的な役割を果たすのが「IgE抗体」です。もう少し詳しく説明しましょう。

体内に侵入してきた物質は抗原と呼ばれ、なかでもアレルギーの原因になるものをアレルゲンといいます。樹状細胞という抗原提示細胞が、抗原を貪食して分解し「これが敵だ」と、まずT細胞に教えます。T細胞は、いわば免疫の司令塔です。早速、B細胞にこの抗原に対応する抗体、IgE抗体をつくるように指示します。B細胞からつくられたIgE抗体は、皮膚や粘膜などにあるマスト細胞（肥満細胞）にくっつき、まるでIgE抗体というアンテナがマスト細胞に張り巡らされるような状態となります。これを「感作《かんさ》」と言います。

これで抗原に対する見張り番が配置されたわけです。

しかし、この段階では見張り番として待機しているだけですから、まだアレルギー反応は起こりません。

ところが、そこに再び同じ種類の抗原が侵入するや、今度はIgE抗体のアンテナに引っかかって結合します。すると有害物質（と思っていた敵）を撃退するためにマスト細胞からヒスタミンなどの炎症物質が放出されます。これを脱顆粒と言います。

かゆみや充血といったアレルギーの

■抗体の種類と働き

IgG （アイ・ジー・ジー）	血液中に最も多く含まれる抗体。毒素や細菌と結合する
IgA （アイ・ジー・エー）	腸管、気道などの粘膜や初乳に多く存在する抗体。粘膜からの細菌、ウイルスの侵入を防ぐ
IgM （アイ・ジー・エム）	細菌やウイルスに感染したとき、最初に作られる抗体。感染の初期に活躍する。血中に分布する
IgD （アイ・ジー・ディー）	量が少なく、その役割はよくわかっていない
IgE （アイ・ジー・イー）	寄生虫に対する免疫反応に関わっていたとみられるが、寄生虫がほとんどいなくなった今日、花粉などを新たな敵とみなすようになった。マスト細胞（肥満細胞）と結合して、アレルギーを引き起こす抗体

主な症状を引き起こすのは、この放出されたヒスタミンなどによります。

先ほど、「同じ種類の抗原が侵入すると」と言いましたが、抗原による感作が起こると、その抗原だけに結合できるＩｇＥ抗体がつくられます。この特異的ＩｇＥ抗体が眼を光らせて、特定の抗原だけを見張るのです。

実は、人体の免疫における見張り番は、それぞれ持ち場や敵への攻撃の仕方が違う5つのタイプの抗体が受け持っています。テレビの戦隊ヒーローものではないですが、ＩｇＧ、ＩｇＭ……とそれぞれ名前もついています。そして、これらのどの抗体が戦闘に関わるかによって、アレルギー発症のメカニズムも異なってきます（表参照）。

抗原（アレルゲン）には、どんなものがある？

ＩｇＥ抗体が敵認定しているものは花粉だけではありません。現在の医療検査では、少なくとも200種類以上のさまざまな敵を認識（測定）することができます。

IgE抗体が反応する敵のことを、抗原といいます。

花粉症に多い、目や鼻のアレルギーを引き起こす抗原で多いのは、吸入性抗原といって、空中を漂って目や鼻から体のなかに飛び込んでくるタイプです。スギ、イネ、ブタクサといった樹木や草花の花粉をはじめ、ダニやハウスダストなどが代表的です。

ちなみに、卵や牛乳、小麦粉、そばなどの食べ物でアレルギーを起こす抗原を食餌性抗原《しょくじせいこうげん》、ゴムや金属など皮膚に接して起こすものを経皮性抗原《けいひせいこうげん》といいます。

IgE抗体はオールマイティではなく、1つの抗体が見張ることのできる相手は1種類のみです。あるものは花粉の見張り、別のものはダニ、というように担当が決まっているのです。人によって、花粉症はひどいけれどペットの毛は平気、とか、ダニアレルギーはあるけれど花粉は大丈夫、などといった違いがあるのは、どの抗原に対するIgE抗体が多いか、人それぞれだからです。同じ花粉症でも、スギはひどいけれどイネ科はぜんぜん、という人もいますよね。それはその人の場合、スギ花粉に対する見張り番はたくさんいるけれどイネ科の方は手薄だからです。

自分が何に対してアレルギーを起こしているか、あるいは起こしやすいかは血液検査でわかります。病院

■アレルギー検査でわかる主な項目

- ヤケヒョウヒダニ
- ハウスダスト
- ネコ皮膚
- イヌ皮膚
- ガ
- ゴキブリ
- スギ
- ヒノキ
- ハンノキ
- シラカンバ
- カモガヤ
- オオアワガエリ
- ブタクサ
- ヨモギ
- アルテルナリア（ススカビ）
- アスペルギルス（コウジカビ）
- カンジダ
- マラセチア
- ラテックス
- 卵白
- オボムコイド
- ミルク
- 小麦
- ピーナッツ
- 大豆
- ソバ
- ゴマ
- 米
- エビ
- カニ
- キウイ
- リンゴ
- バナナ
- マグロ
- サケ
- サバ
- 牛肉
- 鶏肉
- 豚肉

で一般的に使われている検査キットでは、数種類の花粉、ダニ、ペット関係など、多数の主な抗原に対して調べることができます。多くの項目に反応する人もいればスギだけに反応する人、ダニだけに反応する人などさまざまです。

何が原因でアレルギーが起きているかがわかれば、対策が立てやすくなります。具体的には後章に譲りますが、例えばスギとヒノキだったら、2月～5月までは眼鏡やマスクなどで花粉を避け、必要に応じて薬で症状をおさえましょうとか、スギは反応しないけどイネ科の雑草に反応するのなら、夏に気をつけて水田や、雑草の生えた空き地などの、かゆくなるような場所には近寄らないといったように、です。

血液検査は少量の採血で、2週間程度でわかります。アレルギー科、眼科、耳鼻科、内科などで受けられます。

アレルギーの起こる人、起こらない人の違いは？

さて、同じようにスギ花粉の多い環境で生活していても、発症する人としない人がいるのはなぜでしょうか？

その差は、先に話した「見張り番の多さ」です。見張り番であるＩｇＥ抗体は、人によってつくられる量に差があり、多くつくられる人と、そうでもない人がいるのです。多くつくられる人ほど敵に反応しやすいので発症しやすく、重症化もしやすいのです。かたや、花粉がもうもうと飛んでいても平気な人は、もともと体内に見張り番が少ないわけですから、反応しようもないというわけです。

そもそも、ＩｇＥ抗体は他の抗体と比較して数が少ないのです。でもこれはアレルギーが起こっていない人の話。アレルギーをもっている人は、ＩｇＥ抗体の血中濃度がとても高いことがわかっています。

アレルギーになる原因は、遺伝素因と、後に述べる環境因子の2つがあると考えられています。

IgE抗体がつくられやすい体質をアレルギー体質、またはアトピー素因といいます。IgE抗体のつくられやすさには、その人の遺伝的な特性が影響していると考えられます。

同じような環境で生活をしていても、アレルギーが起こる人もいれば起こらない人もいるのは、アレルギーの遺伝素因がどのくらいあるかによって起こりやすさが左右されるからです。

アレルギーに関係する遺伝子が見つかっている

近年、疾病と遺伝子の関係性に関する研究が盛んに行われています。がんなどの、ある病気を引き起こすカギとなる遺伝子や、逆に、病気を抑えるのに関与している遺伝子が見つかった、というようなニュースを、ここのところよく見聞きするようになってきました。

病気に関してだけでも、かかりやすい病気があったりなかったり、薬が効きやすかったりそうでなかったりなどは個人差があり、「体質の違い」とされていますが、その体質の違いには遺伝子が複雑に関係していることが、近年明らかになってきています。

アレルギーも例外ではありません。科学の進歩により、抗体のつくられやすさに関与する遺伝子の存在が明らかになってきました。これを「アトピー遺伝子」といい、すでに何十種類も見つかっています。

アトピー遺伝子が一つでもある人は、必ずアレルギーになるというわけではありません。持っている遺伝子の数にもよりますし、この後にお話しする環境因子も、発症するかしないかのカギを握っているからです。

実際にどの遺伝子がどのくらい関わっているかなど、アレルギーを起こす遺伝的な条件はまだ完全にはわかっていません。今後の研究が待たれます。

清潔信仰がアレルギーを増やす?

アレルギーの原因はこうした遺伝のほかに、環境因子もあります。

環境因子にはいくつかありますが、まず「きれいすぎる環境」が挙げられます。昨今の除菌ブーム、清潔志向の風潮がアレルギーを増やしているというのです。

かつては日本も含め世界各地で、衛生環境が整っておらず、結核などの感染症によって亡くなる人が大勢いました。これらの感染症を予防・治療するために、ワクチンや抗生物質などの薬が開発されるようになり、20世紀に入ってから実用化が進みました。それと同時に、上下水道をはじめとする衛生環境も整備されていきました。以前は多かった「サナダムシ」などの寄生虫も、ほとんどいなくなりました。

このような背景があるため、昔に比べれば、現代の子どもは環境中の微生物に触れる機会が格段に少なくなっています。

この、微生物との接触機会の減少こそが、アレルギーの原因のひとつであると提唱したのがイギリスのデイビッド・ストラチャン博士です。１９８９年のことで、日本では「衛生仮説[※2]」として知られています。

本来、乳幼児期に、体内に細菌やウイルス、寄生虫が侵入することで、それらに対する防御システムが構築されて免疫のバランスが整っていきますが、現代社会では衛生環境が良すぎるために感染機会が減り、免疫がバランスよく機能せず、アレルギーを発症しやすくなる、というのがこの仮説の概要です。

きれいすぎる環境、細菌やウイルス、寄生虫などの感染が極端に少ない環境で育つと、アレルギーになりやすい、ということですね。

この仮説は、現在では、花粉症やダニ等、一部のアレルギー疾患に対して当てはまると考えられています。

確かに日本もかつては、子どもが青っぱなを垂らしながらどろんこになって遊ぶ、などといった光景がよくみられましたが、そのころは花粉症やアトピーはほとんど問題になっていませんでした。

それがいつのまにか、服も手も汚しちゃだめ、キレイに洗って、清潔に……と、抗菌・除菌が声高に言われるようになり、それとときを同じくして、アトピーなどのアレルギー疾患がクローズアップされてきました。

衛生仮説はあくまで仮説であり、これだけが原因ではありませんが、アレルギーはいきすぎた清潔信仰が招き寄せた、困った副産物という側面もあるのかもしれません。

※2:StrachanDP.Hayfever'hygiene'and household size. BMJ 299:1259-1260'1989

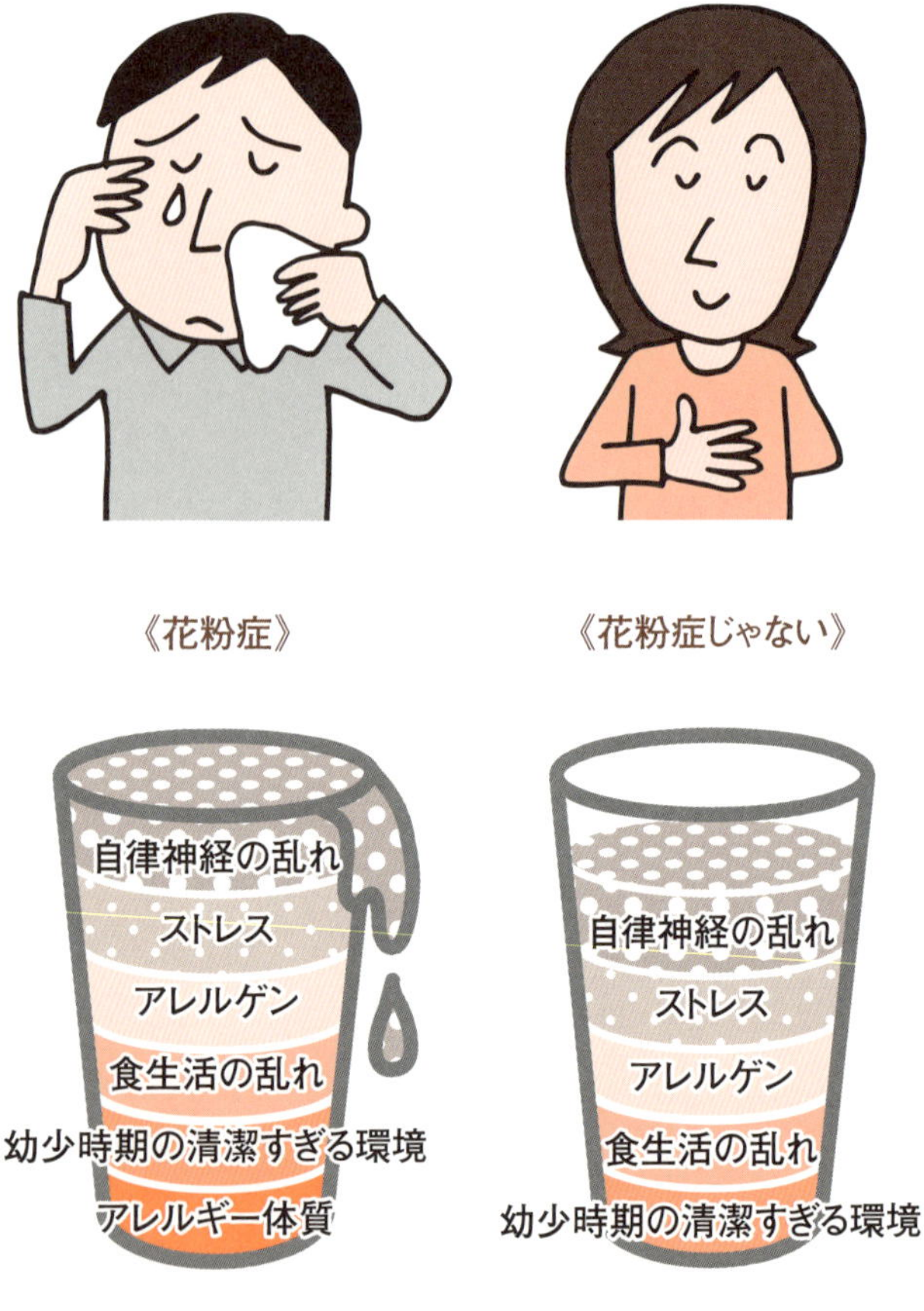

花粉症は、さまざまな要因が重なり合って、コップから水があふれるように発症するというイメージです。アレルギー体質の人はより発症がしやすくなります。

戦後のスギ植樹推進が裏目に

日本人の花粉症の多くはスギ花粉で起こります。その割合は花粉症全体の8割をも占めるとされています。

ここには、第二次世界大戦後の日本の復興政策が絡んでいます。戦後、焼け野原になってしまった日本には、建築用の木材が不足していました。そこで国が目をつけたのがスギです。育てやすく、成長が早く、建材としての利用価値が高いためです。

昭和30年ごろからスギによる造林が推奨され、どんどん植樹されていきました。20~30年経てば成木となるので、伐採して木材にし、建築資材に充てるという算段だったのです。

ところがその間に状況は一変します。日本が高度経済成長期を迎え、人件費が高くなったことにより、国内でまかなうよりも海外から木材を輸入する方が、安価で済むようになったのです。

しかし一度決まった方針をすぐに変更するわけにもいかず、植樹は続けられ、用途のなくなったスギが何十年も切り倒されず、放置されることとなってしまいました。

成長した樹木からは花粉が大量に飛びます。スギの寿命は長く、成木してから数十年間、その勢いは衰えないとされています。老木となり花粉の飛散が少なくなるまでにまだあと数十年はかかると見込まれています。それまでは春になると容赦なくスギ花粉が降りそそぐというわけです。

なお、スギの分布は青森県が北限とされており、北海道にはほとんどありません。ところが、シラカバの花粉がスギ花粉と非常に似た抗原なので、シラカバ花粉症の患者さんが多くいます。シラカバの場合は5〜7月が開花時期なので、患者さんもその時期に多くなります。

冬でも暖かい家がダニの温床に

花粉以外の抗原で圧倒的に多いのはダニとハウスダストです。

ダニの中でもチリダニという、目に見えない小さなダニが家の中では主な抗原となります。温床になるのは何と言っても布団。高温多湿の環境になりやすく、人間の皮膚や髪の毛など、ダニのエサとなるものが多いためです。

生きているダニよりもむしろ、ふんや死がいの方が強いアレルギー反応を起こしやすいといわれています。それらを多く含んだ、家の中の細かなホコリがハウスダストです。カビや線維のくず、人の毛髪やフケ、ペットの毛などもまじっています。

ハウスダストの一部はダニのえさになり、ダニが増えればふんや死がいも大量に出ますからハウスダウトも増える、といったように、悪循環を繰り返すことになってしまいます。

近年、ダニやハウスダストのアレルギーに悩む人は増えています。それは住宅の高気密化と関係があると考えられています。

昔の日本の木造家屋は良くも悪くも気密性が低く、ダニやカビは梅雨時期から夏の終わりまでは増えても、秋から冬にかけて気温が低くなり死滅して、増えることはありませんでした。

ところが今の住宅には余計なすき間などなく、断熱材もしっかり入っています。気密性も保温性も高い家が増えています。冬寒くないということで人間にとって心地よい環境は、ダニやカビにとってもパラダイス。季節を問わず繁殖して、はびこりやすいのです。

花粉症は花粉が飛ぶ時期だけですが、ダニやハウスダウトのアレルギーは一年中、悩まされることになります。

現代人に多い「ドライアイ」がスキをつくる

スマホやパソコン、テレビを夢中になって見ていたら、目がしょぼしょぼ、しばしばしてきた……なんて経験はありませんか？　人によっては目の前がチカチカしてきたり、ゴロゴロしたりなんてこともあります。

そんな違和感はドライアイのサインです。パソコンの普及とともに、現代人に増えていると指摘されています。

ドライアイは文字通り「乾いた目」。眼は上まぶたにある涙腺から涙を分泌し、まばたきにより眼の表面にいきわたらせます。しかしスマホなどに夢中になるとそのまばたきが少なくなるためにその分泌量が減り、眼の表面が乾いてしまうのです。

第1章でもお話ししましたが、そんなドライアイが、実はアレルギーを起こす大きな要因として昨今、注目されています。

第1章でも述べましたが、「ドライアイ」では3つのバリアが弱ってしまいます。

1番目のバリアは涙です。2番目はムチンというぬるぬる成分です。このぬるぬるが、「水ぬれ性」を増して、眼の表面をうるおわせている一方、外からのホコリや花粉などの異物をからめとってすると洗い流し、眼の中に入れないようにしているのです。3番目は結膜の上皮です。

ドライアイになると涙が減って洗い流せなくなってしまいます。また、ぬるぬる成分であるムチンが不足してしまうので、異物が入り込みやすくなります。さらに結膜上皮が乾いて傷むと、バリアが弱くなり、付け入るすきを与えてしまうというわけです。

皮膚も、うるおいが足りないとかさかさして、ちょっとしたことでかゆくなったりしますよね。眼もそれと同じなのです。

すでにアレルギーがあり、かつドライアイの人はアレルギーが発症しやすいので要注意です。一方、アレルギーで眼がかゆくなり、こすってしまうと、いろいろな炎症物質が涙に増え、ドライアイを進めてしまうこともあります。それがさらにアレルギーを悪化させる……といった、負のスパイラルに陥ってしまうのです。

黄砂で花粉症がパワーアップ

春先はスギ花粉だけでなく、近年は黄砂の飛来も問題になっています。PM2・5、PM1・0などと呼ばれることもありますが、これらは粒子の大きさを示す用語で、数字が小さくなるほど粒子も細かくなります。

黄砂は中国大陸から風にのってくる砂塵で、ケイ素というガラスの成分からできた細かな硬い石です。それ自体もとげとげと角張った形をしており、眼に

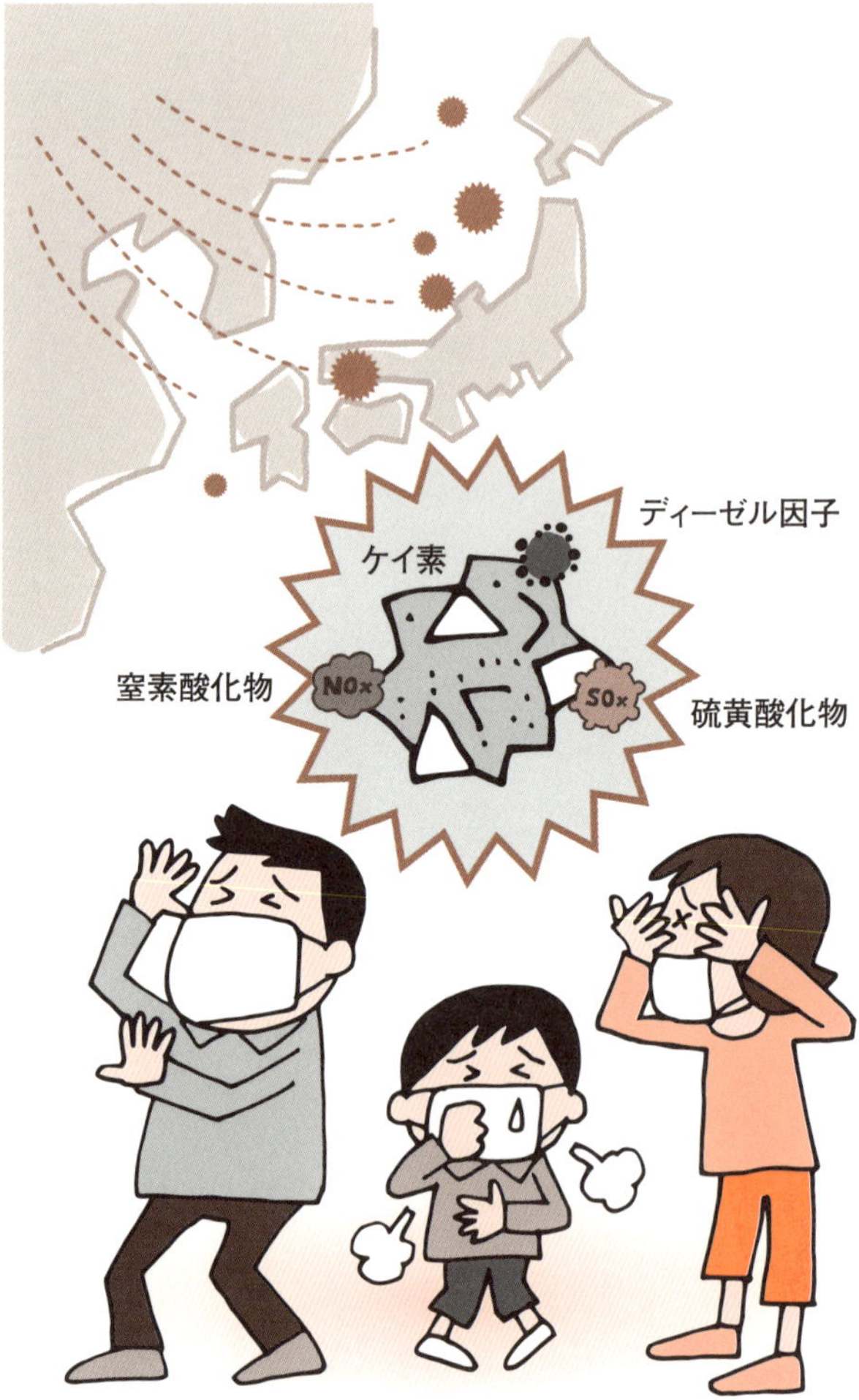
ディーゼル因子
ケイ素
窒素酸化物
NOx
SOx
硫黄酸化物

入れば刺激となりますが、さらにたちの悪いことには、その細かな石には小さな孔がたくさんあいており、そこに光化学スモッグを起こす硫黄酸化物や窒素酸化物、ディーゼル因子といった、さまざまな化学物質が入り込みます。こうした物質が眼や鼻などに入ると、粘膜の上皮細胞を障害し、炎症を起こすので、アレルギーが引き起こされやすくなってしまいます。また、バリア機能も低下します。つまり、花粉症の人は、黄砂自体にアレルギーがなくても、黄砂を浴びることで花粉症の症状がパワーアップしてしまう、というわけです。

なお、黄砂でなくても、車の排気ガスが多いなどで大気汚染が進んでいる環境でも、同様のことが生じていると考えられます。

近視の遺伝子もある⁉

日本人の大多数が近視であるといわれていますが、この近視も遺伝的素因と環境因子の両方を要因として起こることがわかってきています。遺伝子の研究が進み「近視になりやすい遺伝子」も発見されています。

主な環境因子としては、眼に近づけて小さい文字を読む習慣が挙げられます。これによって、なんと眼球が前後に伸びてくるのです。ラグビーボールというと大げさですが、若干紡錘形になってくるのですね。

そうすると眼の中で像を結ぶ焦点がフィルムである網膜より手前になります。その結果、遠くが見えにくくなってしまう、というわけです。

今は小さな子どもでもスマホを持っている時代。近視はますます増えていくことが予想されます。

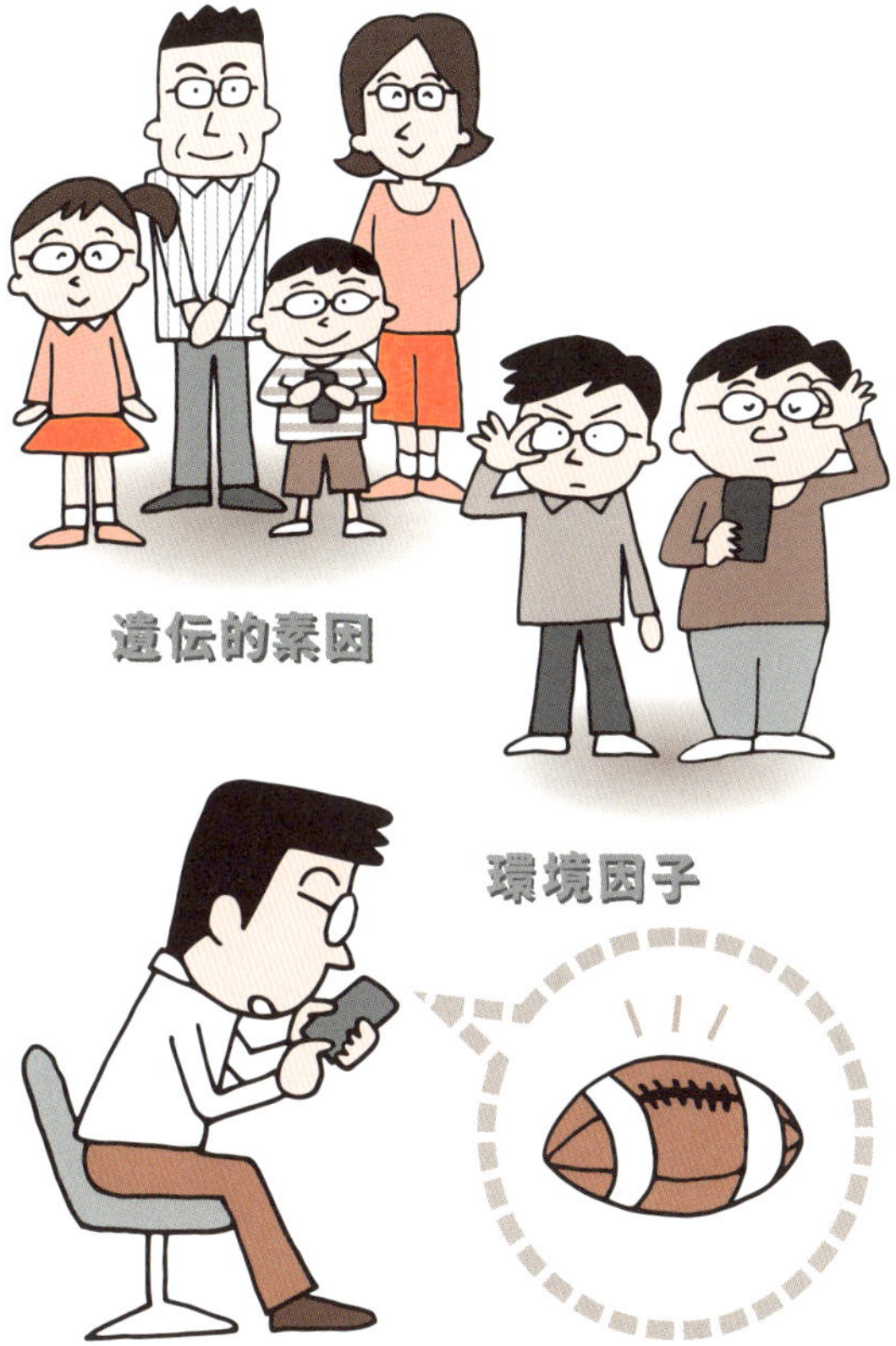
遺伝的素因
環境因子

腰を立て、正しい姿勢を取って、眼と見るものの距離を30㎝に保つことが大切です。近視の予防ばかりか、眼の疲労を防ぐことにもつながります。

花粉にいじめられる季節なら、なおさら眼を大切にしましょう。

また、バイオレット光というブルーライトと紫外線の間の光が近視を防ぐことが慶應義塾大学医学部眼科から発表されました。バイオレット光は室内には少ないので、屋外で2時間くらい過ごすことが大切なようです。

コンタクトレンズを外さないでシーズンを乗り越える方法

花粉症のシーズンには、コンタクトレンズをしていると、余計に赤くなったり、腫れたり、ゴロゴロ。

コンタクトレンズの上から点眼をしてはいけないと言われるので、点眼を我慢。けれど我慢しきれずに掻いてしまうなどの悪循環。こらえきれずに眼科に行って「メガネにしなさい」と叱られる。こんなこと、ありませんか。

これには「眼にもマスク」＋「BAK（防腐剤）フリーの点眼」が効果的です。外出時には、コンタクトの上から花粉防止メガネとつばつき帽子で飛び入みの防御をしましょう。

ソフトコンタクトに吸着して変形させてしまうのはBAKが含まれているから。BAKフリーの点眼薬ならコンタクトレンズの上から点眼しても大丈夫。これを用いて初期治療をしましょう。

これでシーズンのかなりの期間、トラブルを少なく、コンタクトレンズをつけたまま過ごすことができます。

第3章

眼のアレルギー発症のメカニズム

眼のアレルギーは98％が非増殖性

アレルギーは大きく4つに分類され、ＩｇＥの関与する眼のアレルギーはⅠ型に属します。さらに眼のアレルギーは、炎症によって眼の組織がどのように変化するかにより、「非増殖型」と「増殖型」の大きく2つのタイプに分けられます。

眼のアレルギーはほとんどが非増殖型のアレルギー性結膜炎で、全体の実に98％程度を占めます。名前の通り、眼の「結膜」という組織に炎症が起こるアレルギーです。

結膜とは上下のまぶたの裏側と、白目の表面を覆っている半透明の薄い膜で、外敵から眼を守るバリアの役割を担っています。ムチンと呼ばれるねばねばした物質が分泌されており、それがゴミや花粉、その他の異物をからめとって涙とともに洗い流すのです。

　ＩｇＥ抗体が常駐しているのは結膜の上皮下にいるマスト細胞の表面です。敵がくればいち早く騒ぎ立て、それっと追い出しにかかり、戦いの火ぶたがきられます。そのため、ここにアレルギーが起こりやすいのです。

　また、結膜には細かい血管が張り巡らされているので、かゆくてこすったりするとすぐ充血して赤くなります。

　なお、アレルギー性結膜炎の中で

■涙液と結膜の構造・断面
（結膜は、上下まぶたの裏側と、白目部分を覆っている膜）

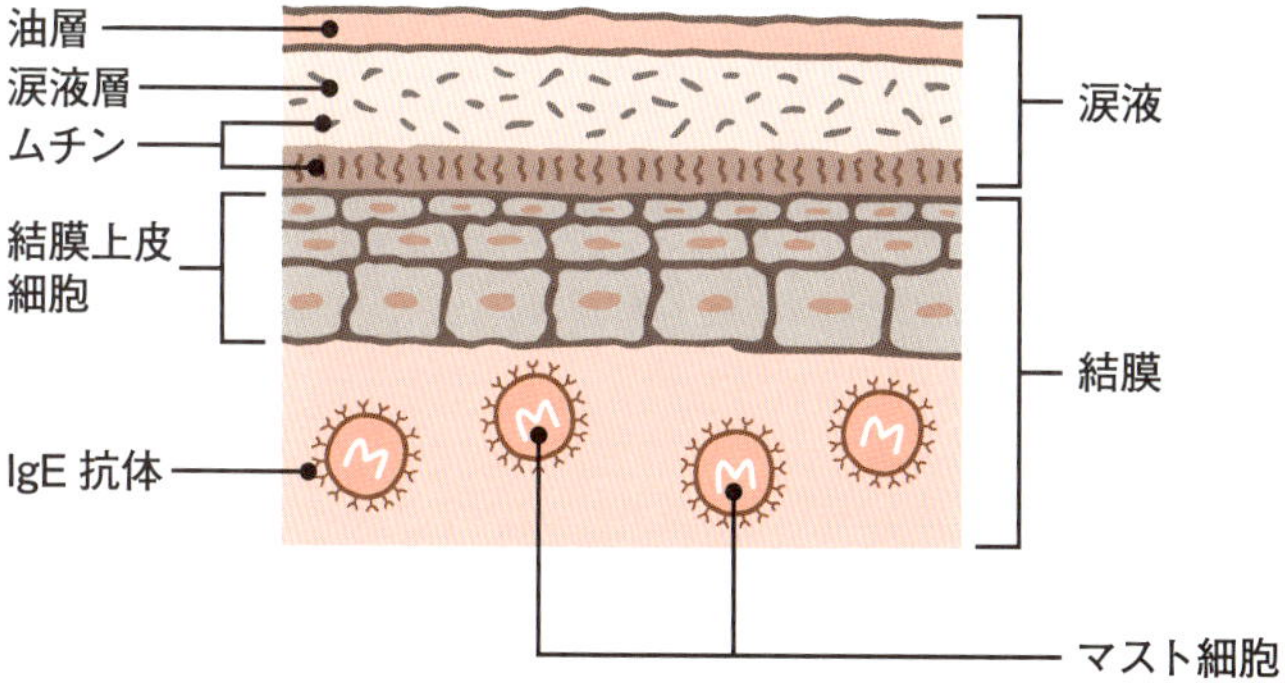

■眼アレルギーの臨床分類

結膜増殖変化の有無により分類

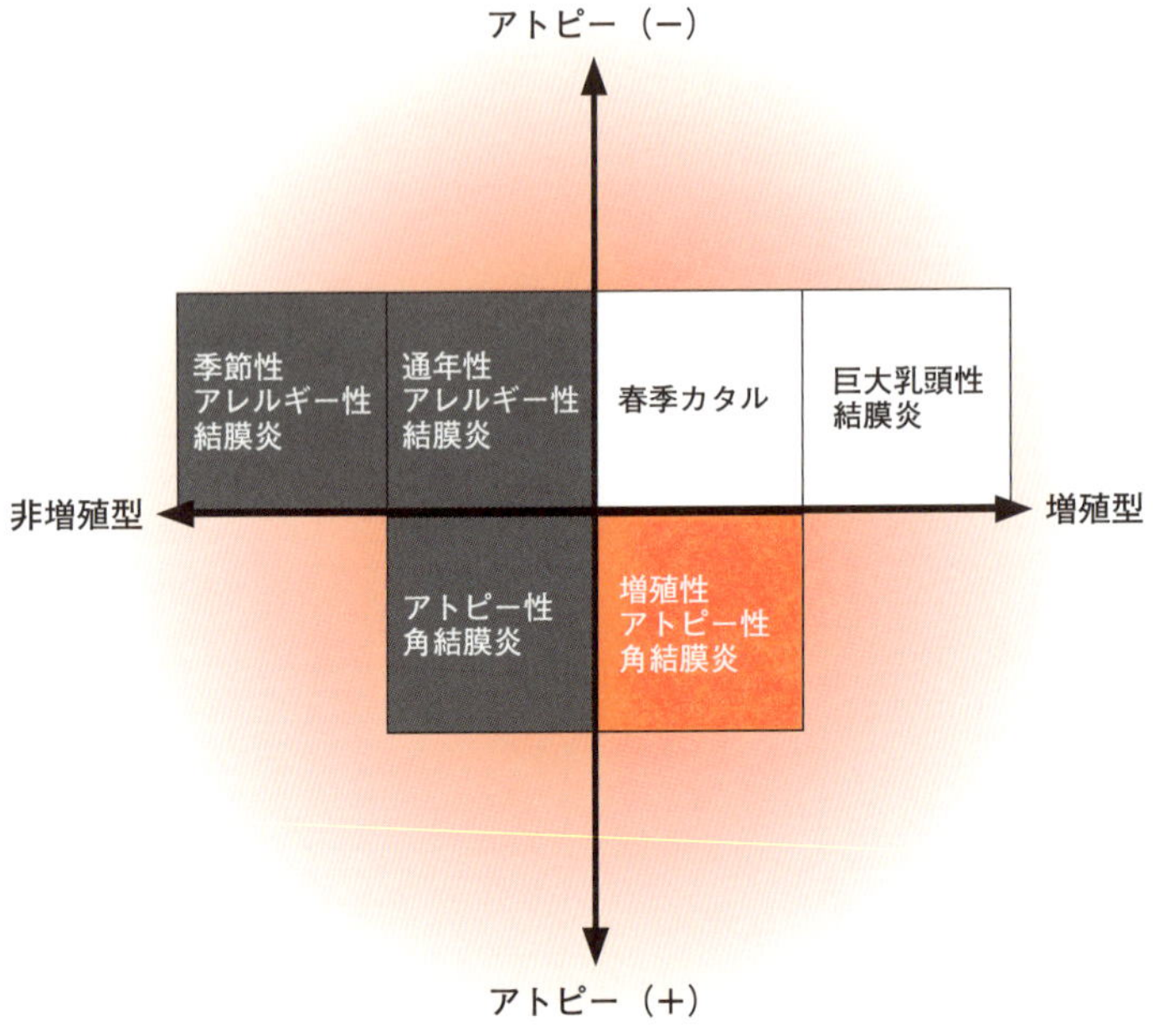

●眼のアレルギーは増殖性の病変があるかどうかと、顔面のアトピー性皮膚炎があるかでないかで分類されます。

●増殖性の病変がない場合、抗原が花粉などの季節性のものの場合を季節性アレルギー性結膜炎、ダニやハウスダストのように通年性の抗原の場合、通年性アレルギー性結膜炎と言います。

出典：アレルギーフォーラム 21 作製のものを改編

もアトピー性皮膚炎がある場合は、そうでない場合よりも体質的に長引きやすく、薬が効きにくい傾向があります。

一方、増殖型に分類される春季カタルや増殖性アトピー性角結膜炎といった病気は、アレルギー性結膜炎に比べると患者さんの数はとても少ないのですが、子どもに多いのと重症化しやすい特徴があります。これらについては第5章で取り上げています。

アレルギーには準備段階がある

さて、花粉症歴が長い人も、数年前から始まったという人も、花粉が眼に入って突然、アレルギーが起こったわけではありません。

人付き合いでも、まず初対面で話をしてみて「この人とはうまが合いそう」「この人は苦手」といったような、相手への評価が定まります。体の中でも、初めて入ってきたものが異物なのか、そうでないのかの〝面通し〟が免疫によって行われるのです。そして、体にとって望ましくない敵であると判断された場合、次の侵入に備えて準備が行われます。この準備段階を「感作《かんさ》」といいます。感作については第2章でもお話ししましたが、ここでは花粉症によるアレルギー性結膜炎を代表例として、感作のプロセスを説明しましょう。

第2章で、花粉症が起こりやすい人は、B細胞からIgE抗体という見張り番が多くつくられると話しました。この見張り番は、攻撃そのものはできません。攻撃する部隊は別にあります。それが「マスト細胞」と呼ばれる細胞です。IgE抗体は、マスト細胞に、「敵がきたので、やっつけて！」と伝えるまでが仕事です。

マスト細胞は言ってみれば「住み込みの護衛兵」です。持ち場は眼や鼻、空気の通り道である気道、食べたものが通る腸管といった、外界や外界からきたものと接する粘膜や皮膚で、全身にわたります。

マスト細胞は内部に武器を隠し持っています。ヒスタミンやロイコトリエンといった化学物質なのですが、この武器こそが、花粉症で眼がかゆくなったり、充血したり、と困ったことになるもとになるのです。

これらは、マスト細胞が「こいつ敵だ」と判断したときに内部からまき散らされます。しかし判断するには、敵の情報をあらかじめ知っておかなければなりません。それを教えるのが見張り番のＩｇＥ抗体というわけです。

花粉が体内に侵入することによりたくさんつくられたＩｇＥ抗体は、粘膜に常駐しているマスト細胞のもとにいき、くっつきます。これにより、マスト細胞に敵の情報が伝わるのです。たとえるなら指名手配書を渡すようなもので、マスト細胞は「ふむふむ、こいつがきたら武器をばらまけばいいんだな」と覚え込みます。

これで感作は完了し、攻撃の準備が整いました。

2度目の侵入で攻撃開始

感作が完了すると、マスト細胞はいつでも花粉を迎え撃つ状態になります。そのまわりには花粉に対応するＩｇＥ抗体がびっしりと張り付き、「次に来たらただではおかない！」と手ぐすねひいて待っています。

そこへ花粉が再び入ってくると、アンテナとなったＩｇＥ細胞がそれを察知し、マスト細胞へ敵の侵入を伝えます。マスト細胞はあらかじめ指名手配書で情報を把握していますから、今度はすぐに攻撃指令を発動します。これにより武器となるヒスタミンなどの化学物質が、結膜へ一気に放出されるのです。

マスト細胞にくっついているＩｇＥ抗体が多いほど敵を察知するアンテナが多いといえますので、花粉侵入の知らせが次から次へとマスト細胞に入ってきます。それに応じてマスト細胞も武器であるヒスタミンを次から次へとたくさ

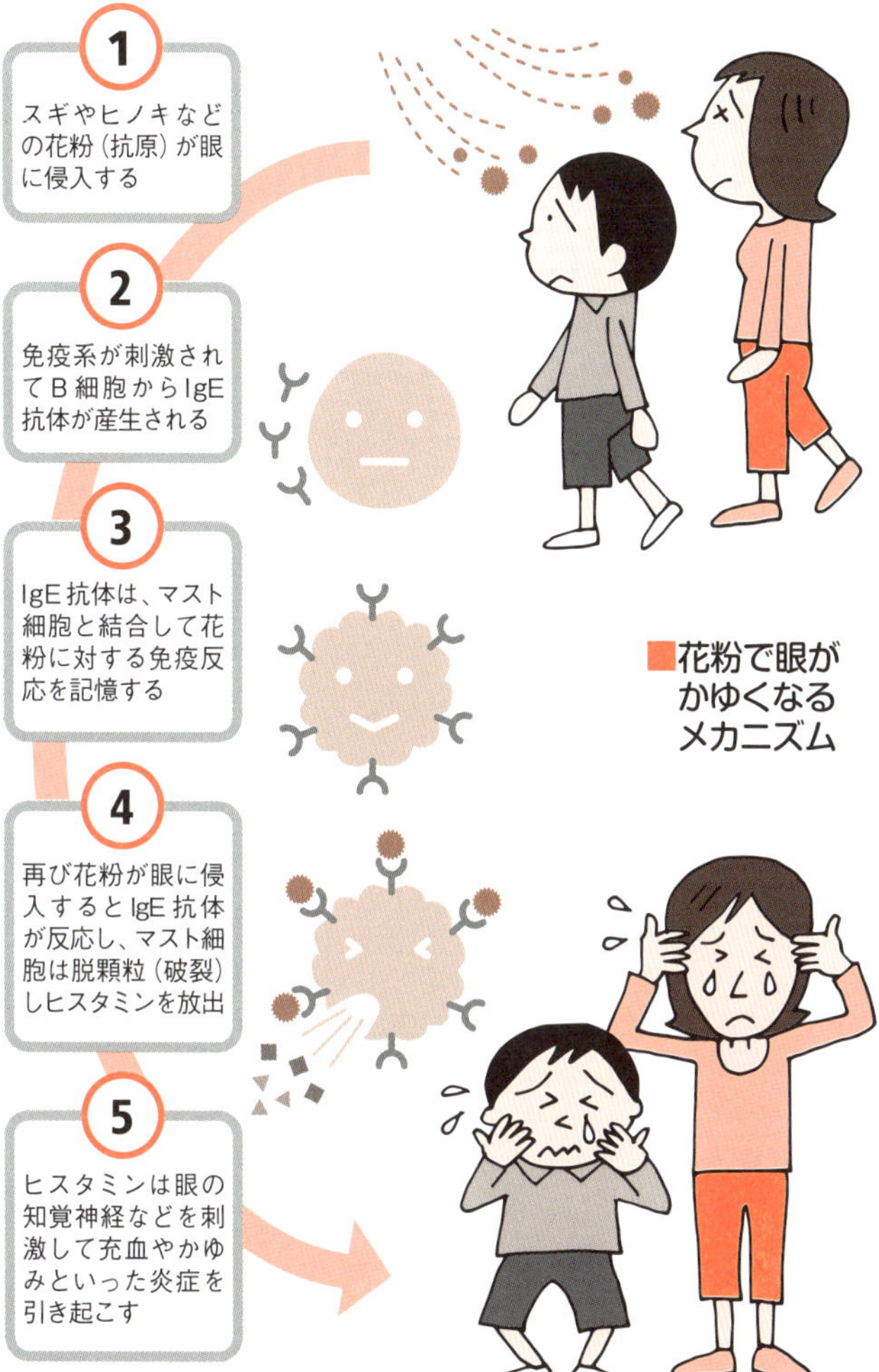
■花粉で眼がかゆくなるメカニズム
1
スギやヒノキなどの花粉（抗原）が眼に侵入する
2
免疫系が刺激されてＢ細胞からIgE抗体が産生される
3
IgE抗体は、マスト細胞と結合して花粉に対する免疫反応を記憶する
4
再び花粉が眼に侵入するとIgE抗体が反応し、マスト細胞は脱顆粒（破裂）しヒスタミンを放出
5
ヒスタミンは眼の知覚神経などを刺激して充血やかゆみといった炎症を引き起こす

ん放出します。IgE抗体が多いほど花粉症になりやすいというのはこのためです。

過ぎたるは及ばざるがごとし、で、攻撃の威力が強すぎると、本来は「敵」だけを追い出せばいいのに、それだけでは済まなくなってしまいます。困ったことに、眼の中に張り巡らされている知覚神経や血管にまで作用して、眼にダメージを与えてしまうのです。

神経や血管にはもともと、外からの刺激をキャッチして情報化し、脳などに伝えるための受け皿があります。受け皿は何でも見境いなく受け取るわけではなく、受け取る刺激の種類は決まっています。ヒスタミン専用の受け皿もあります。

その、ヒスタミン専用の受け皿に、マスト細胞から放出されたヒスタミンがくっつくと、「かゆみや充血を起こしなさい」という情報が発せられます。知覚神経上のスイッチが入ってしまえば、かゆみを起こしますし、血管上のスイッチが入れば、血管を拡げると同時に余分な水分を血管の外へしみ出させ、充血やむくみを起こします。言い換えれば、不快な症状を起こす「スイッチ」が入ってしまうのです。

症状も2段階で襲ってくる

花粉症の人にとっては、ここまで読んだだけでかゆくなってきてしまうかもしれませんが、アレルギーが起こる仕組みには、まだ先があります。

ここまでの話は、アレルギー反応の第1段階目。花粉が眼に入ってから15分くらいの間、ごく短時間であらわれる反応で、専門的には「即時相」と呼ばれるものです。左右差は多少あっても、両眼にあらわれるのが特徴で、かゆみや充血のほか、なみだ目や目やに、充血によるむくみも見られます。

これらは花粉症患者さんの大多数に起こる症状で、花粉の飛散状況に応じて強まったりやわらいだりし、やがて花粉のシーズンが過ぎればおさまってくるというパターンを毎年繰り返します。

しかし、場合によってはこの段階にとどまらず、さらに重い症状が出る第2段階に進んでしまうことがあります。専門的には「遅発相」といいます。

第1段階の反応が起こった後で、結膜に、炎症を進めるよう作用する炎症細胞と呼ばれる細胞たちが集まってきます。主に好酸球や好塩基球というものです。これらが第2段階を起こすくせものです。

炎症細胞はもともと、血液の成分である白血球の中にいる免疫細胞で、異物を食べて処理したり、殺菌作用のある分泌物を出して敵を退治したりします。

普段は血液の中にいますから、血液の他の成分と一緒に体内をぐるぐる巡っています。しかし、免疫を担うほかの細胞と密に連絡を取りあっており、有事には現地へかけつける算段になっています。

ひとたび敵発見！の報せを受けると、それっとばかりにその場所へ集まっていきます。アレルギー性結膜炎の場合なら、結膜へかけつけるわけです。よかれと思って加担するものの、炎症を進めるよう作用してしまうために、すでに傷んでいる組織にますますダメージを与えてしまうことになります。

さらに、損傷した組織が自らを修復しようとして、細胞分裂のペースを上げるために、炎症を起こしている場所が増殖をしてしまいます。これをリモデリング（再構築）といいます。

この言葉自体は、新たに作り上げるというニュアンスがあり前向きなイメージですが、アレルギーにおけるリモデリングは、実は良いものではありません。突貫工事で修復しようとするため、異常な組織ができたり、修復しすぎて増殖してしまったりするのです。具体的には、結膜に通常にはないぶつぶつができたりします。

一方で、その増殖した結膜によって好酸球が活性化（パワーアップ）してしまい、反対側に接する角膜の上皮を攻撃してしまうこともあります。そのため角膜に潰瘍ができて白く濁ったりします。そうなるとほとんどの場合、目があけられないほどの痛みや腫れが出てきます。前に触れた増殖型がこれにあたります。通常の花粉症ではまず起こらないのですが、アトピー性皮膚炎と合併した増殖型アトピー性角結膜炎や、子どもに多い春季カタルなどの病気では起こります。

もつれた戦いには好酸球が参入

ここで一つ気づいたことはありませんか？

第1段階である即時相は、本書の始めから登場している抗体が症状の発症に大きく関わっています。しかし、第2段階である遅発相になると、IgE抗体は出てこなくなります。

実は、即時相も遅発相も、アレルギー反応ということでは共通しているのですが、反応の仕組みが異なり、それにともない免疫に関わる細胞たちのチーム編成も変わってくるのです。

免疫システムは本書でここまで話した以外にも、さまざまな細胞や化学物質から成り立っています。例えば免疫システムには、司令官の役割を果たすT細胞と呼ばれる細胞があります。T細胞は、液性免疫では直接敵に手を下さず、他の細胞に指図をして攻撃させます。このとき指令を受けて局所に集まってくるのが、前述の白血球の一種である好酸球と呼ばれる炎症細胞です。また、細胞性免疫になるとT細胞が自ら敵を攻撃することもあります。

花粉症の場合、花粉を水際で追い出すのはIgE抗体とヒスタミン、もつれた戦いになると動員されるのが好酸球と言えばよいでしょうか。

花粉症と口腔アレルギー

花粉症の人の中には、意外と野菜やフルーツでもアレルギーを起こすことがあります。

食べたときに、口にかゆみやむくみがあらわれたり、気分が悪くなったりしたら要注意。口腔アレルギーを合併しているかも知れません。

口腔アレルギーは、生野菜やフルーツに含まれる抗原が、口の中の粘膜に触れて起こるアレルギー反応です。これらの抗原のタンパク質の構造が、花粉のタンパク質と似ているために、花粉症の人に合併しやすいのです。特に多いのは、トマトやリンゴ、モモなどです。

口腔アレルギーは花粉のシーズン以外でも起こり得ます。思い当たることがあったら、アレルギー科等で原因物質を調べる検査をお勧めします。

■主な花粉と交差反応性が報告されている果物・野菜

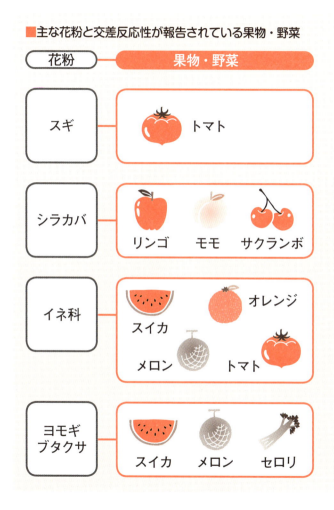

第4章

眼のアレルギー治療の最前線

ターゲットはかゆみ

人が生活する上で得る情報の90％以上は視覚、眼から入ってくる情報と言われています。目覚めてから眠りにつくまで、常にさまざまなものを見ています。その眼がかゆくて不快、となれば逐一、ストレスとなることは明らかです。

2007年に花粉症患者さんを対象に行ったインターネット調査でも、〝眼のかゆみ〟は鼻水についで「もっとも悩んでいる症状」の第2位であり、眼の症状の中ではトップでした（左ページの表参照）。

その後2012年に、複数の眼科医でチームを組んで実施した大規模なアンケート調査の結果からも、生活にもっとも不便をきたすのはやはり〝眼のかゆみ〟であることが明らかになったのです。[※3]

眼のかゆみは、花粉症をはじめとする眼のアレルギー患者さんにとって、生

■悩んでいる「アレルギー・花粉症」の症状は？

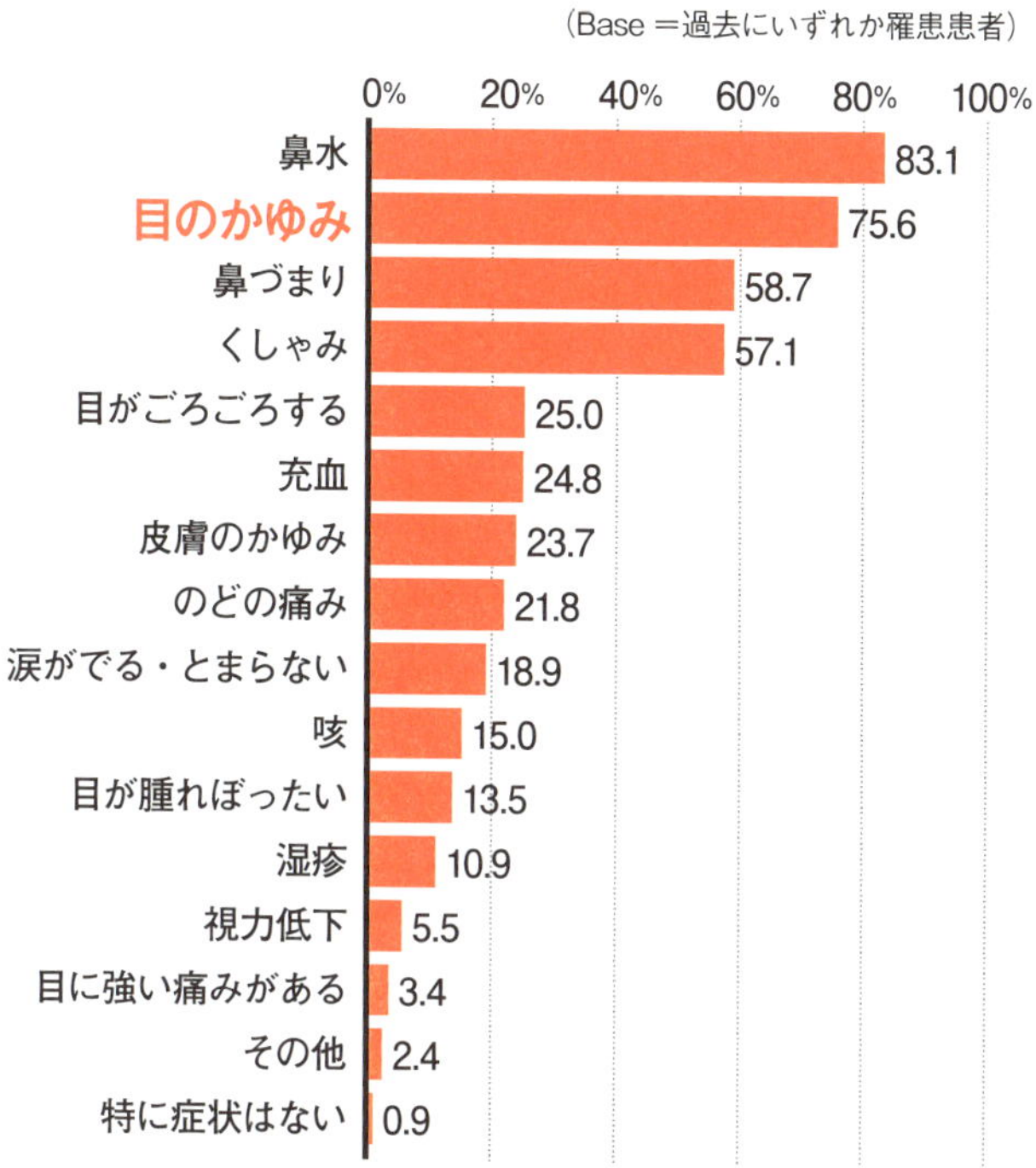

悩んでいる症状はくしゃみ鼻水鼻づまりと「目のかゆみ」がダントツ。

出典：深川和己：アレルギー性結膜疾患患者に対する治療実態および治療ニーズ調査—人口構成比に基づくインターネット全国調査—. アレルギー・免疫 15:1554-1564, 2008.

活を快適に送るため、もっとも改善すべき症状といえます。

かゆみでいつもイライラした状態になると、何より集中力を欠きます。かゆみが常に気になって、じっくり考えたり作業に取り組んだりすることもままならなくなり、勉強や仕事、家事の効率は大幅にダウン。人とのコミュニケーションもとりにくいでしょう。

掻いてしまうと炎症が強まり、組織のダメージが進んで重症化の恐れがあるのも問題です。

痛みの場合は、例えば腰が痛いとかお腹が急に痛くなったとき、私たちはそこをおさえてじっとしたり、あるいはストレッチしてみたりと、何らかのセルフケアを知っています。でもかゆみが生じてしまうと、冷やすくらいで、あまりセルフケアの手立ては多くありません。そのため、薬を使って症状を抑えるメディカルケアの重要性が問われています。

※3：深川和己、藤島浩、福島敦樹、他・アレルギー性結膜疾患特異的QOL（quality-of-life）調査票の確立・日本眼科学会雑誌 116（5）: 494-502. 2012.

「ハッチアウト」を抑える

花粉が眼の中に入っても、そのままではアレルギー反応は起こりません。眼の中で花粉の粒が破裂し、中の成分がしみ出すことで、反応がスタートします。この破裂を「ハッチアウト」といいます。もともと、卵の孵化を意味する英語です。例えば鶏の卵も、殻が破れて中からひよこが出てきます。それと同じように、花粉の外側も硬い外殻で覆われています。これは、受粉の際に必要な自分のＤＮＡを守るためです。

その殻はめしべ（雌花）の「受粉滴」という液体に触れると破れ、中身が出てきて受粉に至る、というわけです。

この受粉と似たことが、眼や鼻でも起こっているのです。涙や粘膜などの水分に花粉が触れることで破裂し、殻の表面や中身を包む膜の表面から花粉症の抗原となるタンパク質が溶け出してくることによって、アレルギーが起こってしまうというわけです。

涙には、殺菌や抗炎症作用を持つリゾチームをはじめ、さまざまな酵素が含まれていますが、そうした酵素が花粉のハッチアウトを進めてしまうようです。

花粉の粒は直径30マイクロメートル（０・０３㎜）程度の大きさがあり、外から入ってきて眼の表面についたとしても、そのままでは結膜上皮細胞の「バリア」の下まで入り込むことはできません。

ところが涙に触れるとＣｒｙ・ｊ１《クリジェイワン》、Ｃｒｙ・ｊ２《クリジェイツー》と呼ばれる抗原タンパク質が溶け出してきます。ハッチアウトすると、特にＣｒｙ・ｊ２の溶け出しが増えます。抗原タンパク質は非常に小さなもので、眼の表面の細胞と細胞の間を通っていってしまいます。

そこには護衛兵のマスト細胞がＩｇＥ抗体をたくさん従えて待ち構えています。「おぬし、来たな」と武器であるヒスタミンをばらまき、アレルギー反応の開始。かゆみや充血が起こってしまうというわけです。

したがってアレルギー反応を抑えるには、このハッチアウトや抗原タンパクの溶け出しをできるだけ起こさせないようにすることが大切です。

この点、人工涙液には物理的に花粉を洗い流すだけでなく、ハッチアウトや抗原タンパクの溶け出しを抑える効果があります。[※4]

人工涙液は病院で処方してもらうか、薬局で〝防腐剤の入っていない人工涙液〟と言って買ってください。また、抗アレルギー点眼薬にも、ハッチアウトを抑制する作用があるものもあります。

※４：深川和己・スギ花粉のハッチアウト（破裂）とCryj1, Cryj2の溶出・アレルギーの臨床 37（6）: 40-43, 2017

かゆみを抑える点眼薬

メディカルケアでは「かゆみを抑えること」と、「かゆみを起こさせない」の2本立てで治療戦略を立てます。

かゆみを抑えるのは抗ヒスタミン点眼薬の点眼治療がメインで、かゆみが強く炎症が起こっている場合は症状に応じた強さのステロイド点眼薬や、免疫抑制点眼薬を使う場合もあります。

●抗アレルギー点眼薬

スギ花粉症などの季節型アレルギー性結膜炎では、まずアレルギー反応を抑えるよう作用する、抗アレルギー点眼薬を使います。

抗アレルギー点眼薬にはヒスタミンなどの化学物質の遊離抑制作用を主とす

るケミカルメディエーター遊離抑制点眼薬と、抗ヒスタミン作用を主とするヒスタミン点眼薬の大きく2種類あります。

ケミカルメディエーター遊離抑制点眼薬は、マスト細胞の中にある化学物質が、結膜に放出されるのを防ぐ作用があります。すでに起こっているアレルギー反応には効果が期待できませんが、季節性アレルギー性結膜炎の場合はアレルギー反応が何度も起こるので、これから起こるアレルギーによる症状緩和には一定の有効性が期待できます。

一方、抗ヒスタミン点眼薬は、ヒスタミンが結膜の神経や血管のヒスタミン受容体に結合するのを抑え、目のかゆみや充血を起こさないようにします。すでに起こっているアレルギー反応にも効果を発揮し、かゆみや充血などの症状を効果的に改善するため治療の主役になってきました。

後述しますが、近年、抗ヒスタミン点眼薬に新しいタイプのものが登場しています。

●ステロイド点眼薬

花粉の飛散量が多いときや眼の状態によっては、抗アレルギー点眼薬だけでは症状が治まらないこともあります。その場合はステロイド点眼薬を追加します。

春季カタルなど重いアレルギー性結膜炎の治療にも使われます。炎症を抑える優れた効果がある反面、長期で使用する場合は特に副作用への配慮が欠かせません。眼圧測定などの検査が必要です。

そこで近年登場したのが免疫抑制点眼薬です。春季カタルなど重症の増殖型アレルギー性結膜疾患の治療に使えるようになり、これまでの難治症例にも眼圧上昇のリスクなしで対処できるようになりました。

●その他

炎症を鎮める非ステロイド性の抗炎症点眼薬もあります。炎症を引き起こすプロスタグランジンという物質の生成を抑えることで、炎症や痛みを緩和します。

また、症状によっては抗ヒスタミン薬の内服を併用する場合もあります。

ステロイドは眼圧上昇のリスクも

ステロイド点眼薬は、つらいかゆみの症状を抑えるのにとてもよく効きますが、長期間使い続けると、副作用として眼圧が高くなる場合があります。

眼圧の上昇は緑内障のリスクになります。緑内障とは、視神経が障害され視野が狭くなる病気で、放っておくと高い確率で失明に至ります。日本人の中途失明の上位にある原因疾患です。

緑内障の原因はいくつかあり、ステロイドによる眼圧の上昇（ステロイド緑内障）もその一つです。眼球の中には、房水という水分が循環しており、内部の圧を調整しています。しかし何等かの要因でその房水がうまく排出されなくなると、眼球内にたまってしまいます。そうなると眼球はたまった房水により内側から押されるので、眼圧が異常に高くなってしまうのです。

それにより、眼の奥にある視神経の束も圧迫されて数が減ってしまいます。部分的に見えにくくなり、進行につれてまったく見えない部分も出てきます。こうして次第に視野が狭まっていくのです。

緑内障で狭まった視野を元に戻すことは、現代の医学をもってしてもできません。したがって緑内障を起こさないよう、眼圧を上げないことが重要です。

その点、副作用として眼圧上昇のリスクがあるステロイド点眼薬は、使わないにこしたことはありませんが、かゆみなどの症状が強ければ必要になることもあります。眼をこすったりして角膜に傷ができたりすれば、それも患者さんの大きなデメリットになるからです。

薬効のメリットと、副作用のデメリットをはかりにかけて、メリットが上回り、デメリットができるだけ小さくて済む治療法を選ぶことが、どんな医療においても鉄則です。

強い薬をもらったら、眼科で眼圧検査を

眼圧上昇を避けるには、定期的に眼圧検査を受け、状態を知っておくことが大切です。

ステロイド点眼薬による眼圧の「上がりやすさ」には個人差がありますが、強いステロイドを大量に長期間使用すると起こりやすくなるといえます。

また、年齢が若いほどステロイドに強く反応し眼圧が高くなりやすいことがわかっています。特に子どもは眼の細胞が大人のように完成されていない未分化の状態なので、薬剤の影響を強く受けやすいのです。

子どものステロイド点眼には慎重になるべきで、眼科できちんと眼圧を測っ

てもらいながら使うことが求められます。ましてや、「以前、処方してもらったものがまだ残っているから」と家にあるステロイド点眼薬を安易に使ってはいけません。

なお、眼圧が高くなったらすぐさま緑内障になってしまうわけではありません。ステロイドの強さや量を調節したり、使用を一時中止したりすれば、眼圧は戻ってきます。そのタイミングを見極めるためにも、定期的な眼圧検査は必要です。

例えば耳鼻咽喉科や内科などの、

定期的な眼圧検査を

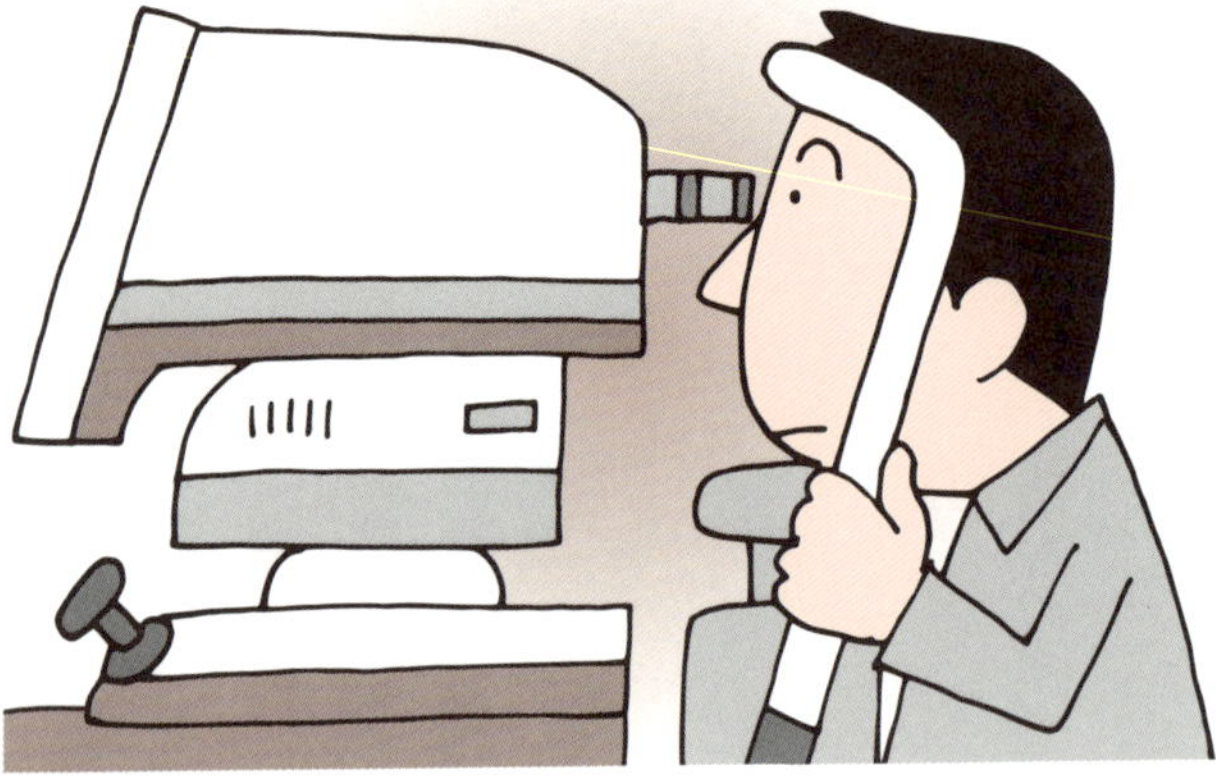

他科で花粉症の診察を受けた際に、鼻の薬と一緒に、ステロイド点眼薬が処方されることもあります。その場合も眼科へ行き眼圧を測ってもらいましょう。鼻の症状が強いときに処方されるステロイド点鼻薬は、鼻の粘膜で分解されるので眼圧上昇にはほとんど影響しないのですが、点眼薬の場合、作用する部位が近いため、眼圧上昇を引き起こしやすいのです。

これは大人でももちろん同じです。他科でステロイド点眼薬をもらったら、眼科へ行きましょう。

我慢していると、強いかゆみは突然やってくる

ステロイド点眼薬は、かゆみが強いときに使われる薬であり、言ってみれば「かゆくなってからの治療」の切り札です。しかしそれでも、個人差はあるものの、スギ花粉症の場合、完全にかゆみが治るまでに1～2か月程度はかかり

ます。

即効性があれば良いのですが、治療期間中も花粉はわんさか飛んでいるので、眼の中では絶えずアレルギー反応が起こっては鎮火し、を繰り返しているようなもの。薬の効力にも限界があります。

一方、受診する側も、かゆい！と自覚してすぐに眼科へ行ける人はなかなかいないでしょう。仕事や学校、家のことなどとの兼ね合いもありますし、「かゆくて死ぬ人はいないから……」などと我慢してしまいがちです。

日本人は「我慢が美徳」とされる国民性とよく言われます。症状が出ても治療を受けたがらず、できるかぎり我慢しようとしてしまうのですね。時間に追われ、仕事や家庭を優先して自分のことは後回しにしてしまう人も多いのかも知れません。

そうしているうちに、どんどん症状が強くなり、どうにも我慢しきれなくなってようやく受診する人が、特に花粉症のシーズン、私のクリニックでも多く見られます。

日本人は自分の生活の不便さに対しては寛容というか、自分さえ我慢すれば良い、という意識が強いように思います。

しかし、実際にアンケートをとってみれば、実はかゆみがとてもつらいと思っている人が大多数なのです。

花粉症による眼のかゆみには、必ずといっていいほど「予兆」があります。スギ花粉症ならだいたい1月中~2月初めに2、3日くらい、ちょっと「あやしいな」という感覚が生じます。ちりちりしたり、なみだ目っぽくなってきたりなど人によって違うようですが、いずれにしても気のせいかな、とやり過ごせる程度です。ところがそこからさらに数日経つと、掻きたくなる、こすりたくなるほどのかゆみがきます。

そこで掻いてしまうともう大変。かゆくてたまらない段階へ一気にレベルアップしてしまいます。

これは、Ｐ42のコラムでも触れましたが、物理的に擦ったりすることでマスト細胞からヒスタミンが放出されるため、炎症のサイクルがぐるぐる回り始めてしまうからです。かゆい↓こする、掻く↓ヒスタミンが出る↓ますますかゆくなる！　の悪循環に陥ってしまうのです。

こう考えると、我慢は美徳、とは決して言えません。結局、こらえきれないほどかゆくなってからの受診では、我慢している期間も含め、つらさが長期にわたることになってしまいます。

スギ花粉症の場合、職場や学校の年度替わりだったり、お出かけ日和が続いたり、いずれにしてもアクティブに活動したい時期にあたります。その大事な時期に、眼のかゆみでそれどころではない、というのは症状のつらさに加え、気持ちまでつらくなるもの。できるだけ短くて済むようにしたいというのは誰もが持つ願いでしょう。

■目薬のいろいろ

人工涙液点眼

●もっとも安全で、それなりの効果があります。これを頻繁に使ってアレルゲンを眼から洗い流すのはとても有効です。冷やすとさらに効果的。ただし、防腐剤の入っていない点眼薬にしないと副作用がでてしまう恐れがあります。病院で処方してもらうか、薬局で「防腐剤の入っていない人工涙液」と言って求めてください。洗いすぎに注意しましょう。

抗ヒスタミン点眼薬

●アレルギー反応が始まると、マスト細胞からヒスタミンが放出されて、かゆみや充血を引き起こします。抗ヒスタミン点眼薬はこれを抑えます。比較的かゆみや充血を抑える力が強く、近年では治療の主役です。継続的な点眼によってヒスタミン受容体を減らすことのできる抗ヒスタミン点眼薬もあり、初期療法に有用です。

抗アレルギー点眼薬

●マスト細胞の脱顆粒抑制作用を持っています。副作用も少なく、適切な使用方法によりかなりの効果が期待できます。しかし、マスト細胞が脱顆粒してしまって、症状が憎悪してからではあまり効きません。抗アレルギー点眼薬が、マスト細胞の脱顆粒抑制作用を十分に発揮するためには、早めに点眼を開始するのが有効です。

ステロイド点眼薬・免疫抑制剤点眼薬

●アレルギー性炎症が慢性化したり重症になったりした後では、ステロイド点眼薬が必要になることがあります。軽症では、症状のひどいときに短期間、低濃度のステロイド点眼を併用すればかなりの効果があります。重症になると高濃度のステロイド点眼が必要になります。ステロイドには緑内障や白内障を引き起こす危険がついて回ります。近年、重症例に効果的な免疫抑制点眼薬が開発され、ステロイド点眼薬を使用しなくてもよい場合が増えました。

症状が出る手前からの治療が効果的

花粉症の患者さんは、毎年同じような時期から症状が出始め、同じような時期にひどくなるのがわかっています。

それは、裏を返せば「備えがしやすい」とも言えます。これまでお話ししてきた掃除や換気、眼鏡でガード、洗眼などがそれにあたり、実践している人も多いでしょう。

それでもそのシーズンの花粉の飛散量がとても多ければ、努力もむなしく強い症状が出てしまうことが多々あります。

抗原回避、つまり花粉を避けることは予防においてとても大事なことです。しかし結局、気をつけていたとしても、症状の強さはそのシーズンごとの花粉の量に大きく左右されてしまうことが、予防の難しさといえるでしょう。

これ以外に、もっと効果的に症状を抑える方法があるのなら、やってみたいと思いませんか？

実は、それがあるのです。

メディカルケア、つまり薬で対処する方法のひとつで、数年前から登場し、徐々に広まり始めています。

「薬だったら、今までだって毎年、花粉症になるたびに使っているけど……？」。疑問に思われる人も多いかも知れません。

花粉症による眼の症状に対する治療は、昔から点眼薬が主流です。これからお話しする治療も、点眼薬を使います。ただし、治療の時期がこれまでとは違うのです。

なんと、花粉症の症状が出る前から治療を開始するのです。

これを「初期療法」といいます。すでに季節性のアレルギー性鼻炎には広く行われているので、この言葉自体は聞いたことがある、という人はいるかもしれません。鼻の症状に対する初期療法は基本的に、花粉の飛散が本格的に始まる1～2週間前、強い症状が出る前から薬の服用が始まります。

近年、眼のアレルギーに対してもこのタイミングで治療を始めれば症状を軽くするのに効果的であることがわかってきたのです。

治療開始のタイミングは、花粉が本格的に飛散する2週間ほど前からが目安。この時点では、個人差はありますがまださしたる自覚症状がないか、あっても「ちょっとおかしいな」くらいの人がほとんどではないかと思います。しかし、こうすることにより、本格的な花粉シーズンに入っても強い症状が出にくくなり、楽に過ごせることが多くの治療例から明らかになってきました。

P120の図を見てください。これはスギ花粉症に対して、従来の花粉症の症状が強くなってから治療を開始した場合と、初期療法で治療をした場合の症状の出かたと強さを、グラフ化したものです。

ここからわかるのは、まず、「かゆみなどの、症状が出る時期を遅らせることができる」ということです。例えば2月中旬ごろ、従来の治療では花粉の飛散量の増加にともない、ぐんぐん眼のかゆみが強まる時期にあたります。それに対し初期療法では、まだほとんど症状は出ていません。従来の治療の場合と同じくらいの症状が出るのは、このグラフでは3月初めに入ってから。なんと1か月近くも、発症を遅らせることが可能なのです。

次に、「ピークの時期の症状を軽くすることができる」こともこのグラフは示しています。それぞれのグラフの山を比べれば一目瞭然で、初期療法では従来の治療法の半分以下にとどまっています。シーズン中もっともつらいときでも、従来の治療法では2月下旬のころ程度、もしくは花粉症が終わりかけのころと同じくらいで済むのです。

グラフで囲まれた部分の面積を比較すると、初期療法を行った場合は従来の治療の場合の3分の1～4分の1程度。これは、シーズン中に患者さんが感じるつらさの総量の差と考えられます。

初期療法とその利点

初期療法とは、花粉飛散予測日の約２週間前、または症状が少しでも現れた時点で抗アレルギー薬の点眼を開始する治療法です。

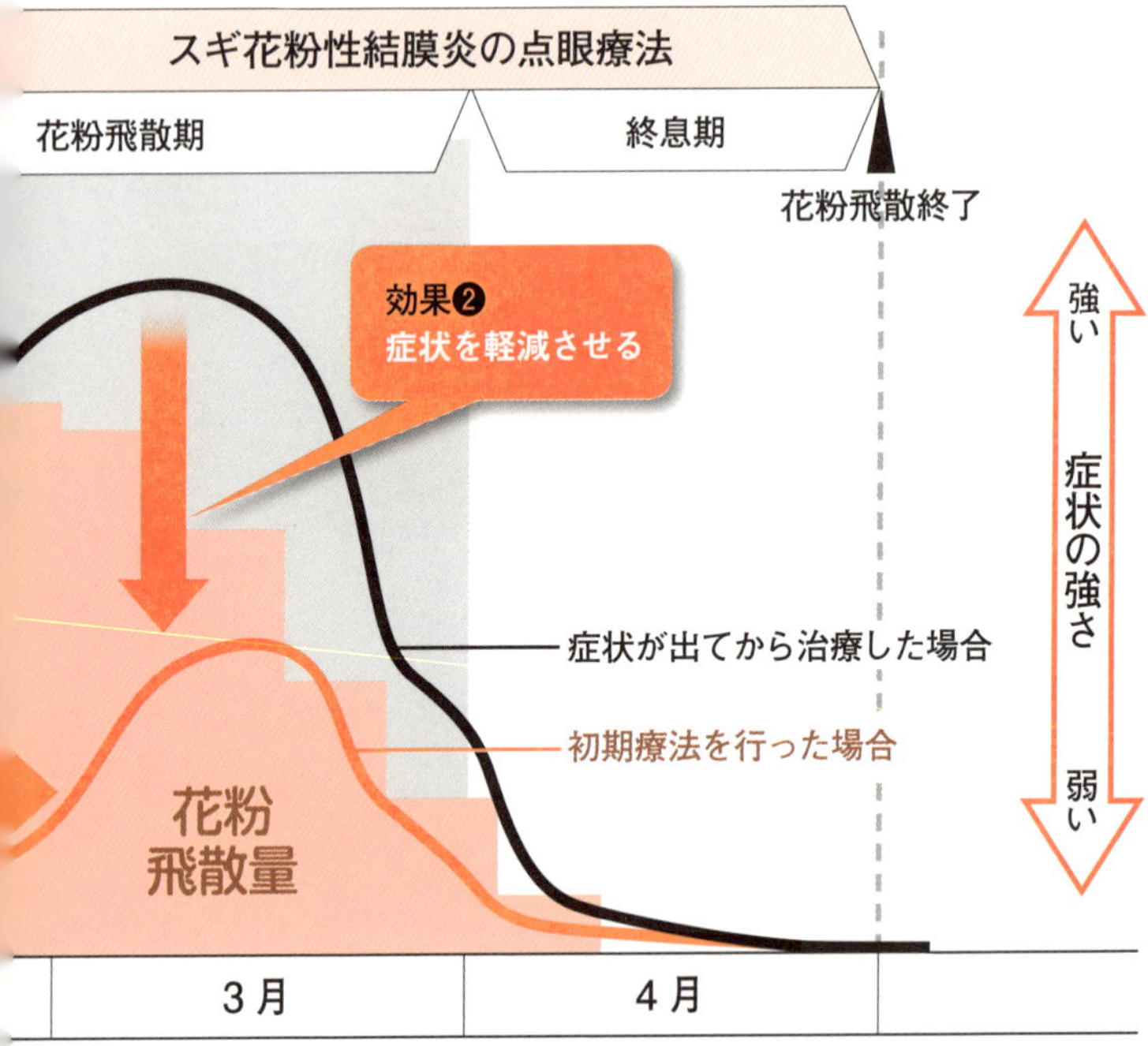

出典：「日本の眼科」88巻３号、テーマ「アレルギー性結膜疾患」、3）わかりやすい臨床講座：タイトル「スギ花粉アレルギー性結膜炎に対するセルフケアと初期療法」、執筆者：両国眼科クリニック、東京都、深川和己、より改変

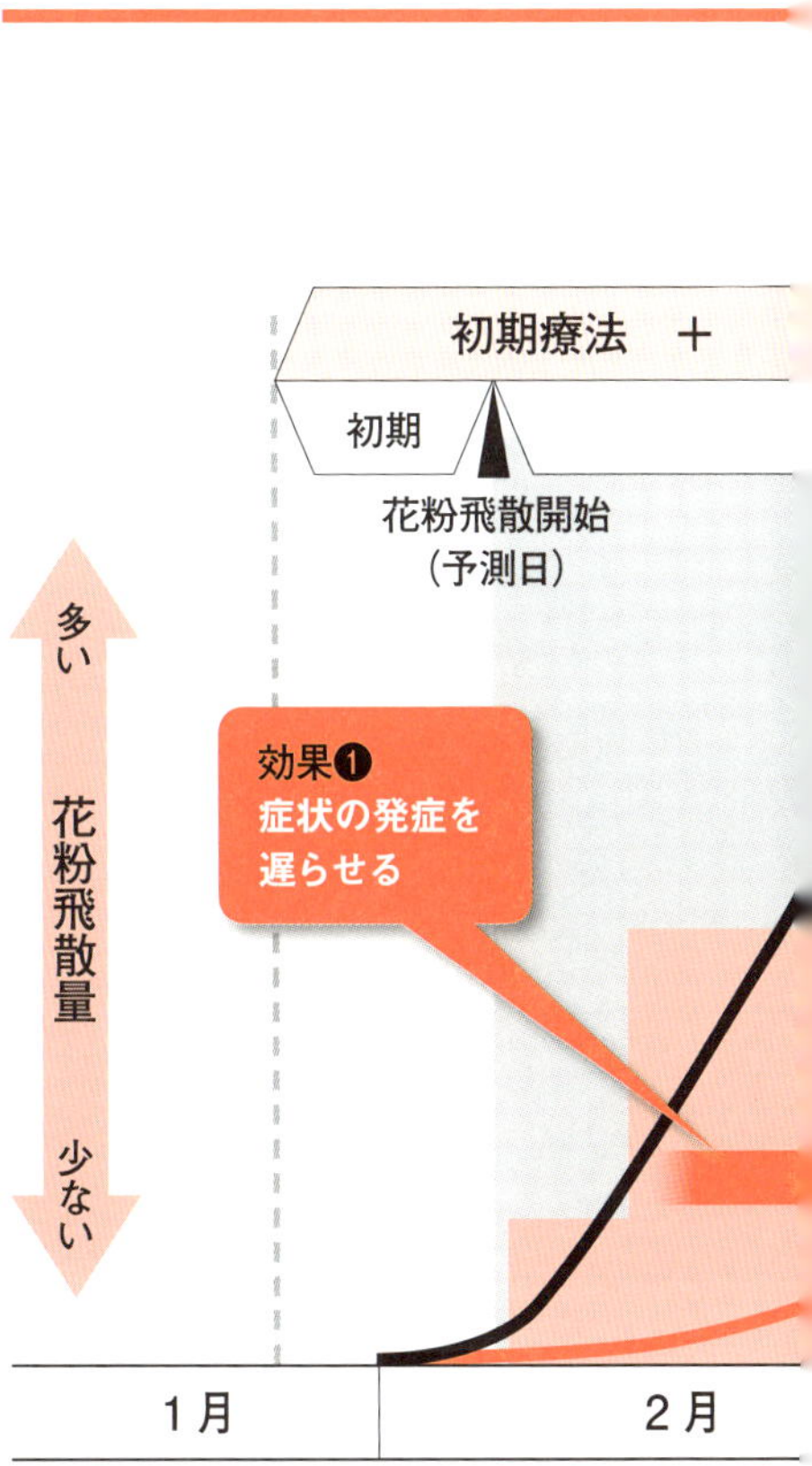

もちろんこのグラフは、複数の治療例の平均的な経緯から推測して作成したものですので、誰もが必ずこの通りになる、ということを意味するものではありません。しかし、症状の出始めを遅らせること、症状のピークが抑えられることはほとんどのケースに当てはまります。これは、毎年のようにつらい思いを余儀なくされている花粉症患者さんにとって、もっとも嬉しいメリットでは

ないでしょうか。

初期療法は、花粉症による眼のつらいかゆみ、充血をぐんと減らし、楽に過ごすことが可能になり、さらにステロイド点眼薬の使用を減らすことのできる、今もっとも注目されている治療法なのです。

初期療法が効果的なわけ

なぜ、初期療法で花粉症の症状を遅らせ、かつ症状のピークも小さくできるのでしょう。

それは次の3点が考えられます。

1. 〝火種〟を小さく——炎症を小さなうちに抑えることができる

2. 〝援軍〟を少なく——免疫に、攻撃準備をさせにくくする

3.〝かゆみスイッチ〟を減らす――体内にある、かゆみを感じるスイッチを減らせる

次からひとつずつ説明していきます。

花粉症は、かゆくなる前から始まっている

まず、1.の「炎症を小さなうちに抑えることができる」です。

実は、花粉症ははっきりした自覚症状がないうちから、すでに目の組織で炎症が始まっているのです。

年末～年明けといえばまだ寒い時期で、まだ花粉の心配などない時期です。しかし、花粉はごく微量ですが飛んでいます。そして、毎年花粉症を繰り返している人は、そのわずかな花粉にも敏感に、反応を起こし始めているのです。

もともと花粉症などのアレルギーを持っている人は、そうでない人よりも、体内に「見張り番」のＩｇＥ抗体の量が多いと第２章でお話ししました。花粉が少ない時期は確かに、いちどきに大量生産されることはありませんが、それでももともとの量が多いわけですから、もし花粉を察知したら戦って追い出そうとします。つまり、大戦争にはならないものの、小競り合いくらいはオフシーズンでも起こっているのです。

まだかゆくなくても、眼の中では花粉症が始まっているのです。

同時に、冬のうちから花粉による刺激を受けることで、ＩｇＥ抗体が少しずつ増え始めます。花粉が大量に飛ぶ時期に備えて、戦闘態勢を整えるというわけです。

この時期に治療を開始する、つまり、争いが小さいうちに鎮圧しておくことで、戦火が広がるのを防ぎ、被害を抑える、これが初期療法です。日本で行われた臨床研究（実際に患者さんに治療を行い、安全性や効果を検証する研究）で、

症状の軽減に効果が見られたという報告があり、論文にもまとめられています。※5

※5：深川和己、藤島浩、高村悦子、他・季節性アレルギー性結膜炎に対するエピナスチン塩酸塩点眼薬による初期療法の効果・アレルギー免疫 22（9）：110-120. 2015.

初期療法で発症の準備をさせない

次に2.「免疫に攻撃準備をさせにくくする」についてです。

花粉症の人は、花粉が大量に飛んでいる日だけでなく、天気が悪かったり寒かったりなどで飛散がそれほどでもない日でも、たくさん飛んでいる日と同じくらいかゆくなった、という経験があるのではないでしょうか。「今日はテレビの花粉情報でも、少なめと言っていたから大丈夫かな、と思ったのに……」

そんな見込み違いはどうして起こるのでしょうか。

それは、免疫が攻撃準備を手厚くしているために、少しの刺激でおおげさに反応してしまうからです。

本格的なシーズンが始まって強いかゆみを感じたとき、体内では第3章で話した攻撃部隊のマスト細胞から、武器であるヒスタミンなどの化学物質がどんどん発射されています。眼の結膜は炎症が起こり、組織が傷ついてしまいます。戦火にさらされ、荒れてしまうというわけです。すると敵の侵入を阻むバリア機能が低下してしまうので、花粉にとっては好都合。入り込むスキが多い状況になります。

マスト細胞は、さらなる花粉の侵入に備え、守りを固めておかなければなりません。そこで、全身の皮膚や粘膜に常駐している仲間たちを呼び寄せるのです。いつもなら100人の部隊で守っている要塞を、1000人に増強して、戦闘開始を今か今かと待っているようなものです。

マスト細胞には、すでにお話しした通り、見張り番であるIgE抗体がくっついていますから、マスト細胞が多くなるほど、IgE抗体も多くなります。

これにより、いざ戦闘開始となったとき、少ない花粉でも大騒ぎし、かゆみが出るのです。

ひとたび強い症状が出ると、次にかゆくなるのに必要な抗原の量は、最初の10分の1から100分の1になるといわれています。つまり、わずかな量でかゆくなってしまう、というわけです。

初期療法では、マスト細胞にこうした過剰な戦闘準備をさせないようにする作用が期待できます。というのも、症状がないか、ごく軽いうちから点眼で炎症を抑えていますので、マスト細胞にとってみれば、大きな戦いを未経験のままシーズンを過ごす目算が高くなるのです。戦うことがなければ仲間をむやみに呼んだりしません。100人の部隊で守りきれているのだから、このままでいいや、となるわけです。

一方、戦場も平穏なものです。小さな炎症はあっても都度、鎮火されていますので、荒れ地になることもありません。バリア機能があまり損なわれることがないので、花粉の抗原が入り込むスキも与えずに済むのです。

初期療法で「かゆみスイッチ」を減らせる!

初期療法にはさらに、花粉症患者さんにとって最大の悩みである「かゆみ」を〝元から断つ〟効果が期待できることがわかってきました。

これまでお話ししてきた通り、かゆみなどの不快な症状は、マスト細胞から放出されるヒスタミンなどの化学物質が起こします。

結膜から脳へ伸びている知覚神経が、化学物質の刺激をかゆみとして認識し、その情報を信号化して脳へ送ることで、私たちははじめて「かゆい!」と感じます。

この知覚神経がかゆみを認識するとき、実は特別な「スイッチ」が入るのです。

このスイッチは、ヒスタミンがそこにくっついたときだけ、オンとなります。専門用語ではヒスタミンＨ１受容体といいますが、たとえればヒスタミンがはまる専用のケースのようなものです。電池ケースに合った電池を正しく入れれば機器が作動するのと同じように、ヒスタミンＨ１受容体にヒスタミンがぴたっとはまるとかゆみを起こすスイッチが入ってしまうのです。

抗ヒスタミン点眼薬は、このスイッチにカバーをかけてしまい、ヒ

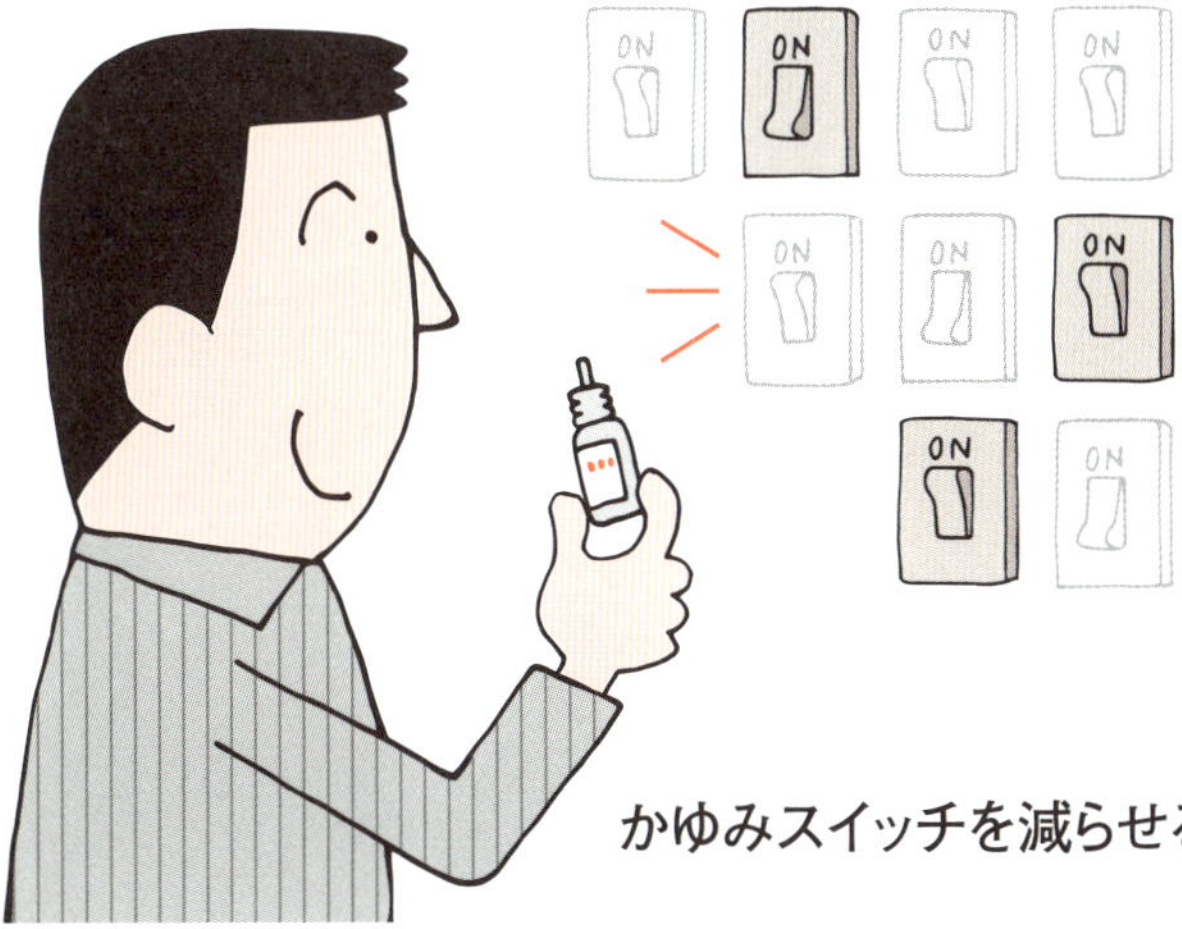

かゆみスイッチを減らせる

スタミンがはまらないようにする作用を持ちます。つまり、スイッチがオンにならないようにできる、というわけですね。しかし、薬効が切れればそのカバーは外れてしまうので、そこにまたヒスタミンがくっつくようになってしまいます。ところが、カバーをかけるとともにスイッチ自体を減らす作用がある抗ヒスタミン点眼薬が登場したのです。

まさに「スイッチを減らせる」点眼薬なのです。これならスイッチそのものが減るので、ヒスタミンが大量に放出されたとしても、かゆみを感じにくくなります。これはとても画期的なメカニズムといっていいでしょう。

なお、ヒスタミンH1受容体は血管にも存在し、ヒスタミンがくっつくことで充血やむくみを起こします。かゆみスイッチを減らす薬は、これらの症状にも有効です。

スイッチを減らす！　インバースアゴニスト[※6]

ヒスタミンのように、細胞の特定の受け皿（ケース）にはまって刺激を伝える化学物質を専門用語でアゴニストといいます。

アゴニストは単に刺激を伝えるだけでなく、細胞に対して受け皿をもっと増やすよう働きかけます。受け皿が増えるので、ヒスタミンが受け皿にくっつく機会が増えて症状が強まってしまいます。

ヒスタミン拮抗薬のうち、ニュートラルアンタゴニストと呼ばれるタイプの薬は、受け皿にカバーをかけることはできますが、アゴニストが発信する「受け皿を増やせ」の信号までは減らせません。

一方、インバースアゴニストと呼ばれるタイプの薬は、受け皿にカバーをかけるとともに、この「受け皿を増やせ」の信号も弱めてしまう作用があります。これにより、受け皿そのものの数を減らすことができるのです。ヒスタミンが放出されても、くっつく受け皿が少なければ、症状は出にくくなります。初期療法を行う際には、インバースアゴニストのタイプの点眼薬が適しているといえるでしょう。

※6：福井裕行・薬理作用からみた抗ヒスタミン薬治療の意義―インバースアゴニストとしての抗ヒスタミン薬―・新薬と臨床・61(8)：1553-1558．2012.

こんなにかゆみが減った！

ではいったい、初期療法でどのくらいの治療効果が期待できるのでしょうか。

私たちが実際にスギ花粉症の患者さんに初期療法を行い、効果を検証した研究がありますので、概要を報告します。※7

これは2013年12月から2014年5月にかけて、全国の13施設、218名の患者さんを対象にした研究です。

患者さんを、従来の治療法で治療する群（90人）、初期療法で治療する群（128人）に分け、前者はスギ花粉の本格的な飛散が始まった日以降に治療を開始しました。一方、後者は本格的な飛散の始まる3週間前から治療を開始しました。各群とも、治療には同じ点眼薬を使用しています。

各群とも、シーズン中とシーズン後に結膜の充血の状態を検査し、併せて自覚症状についてアンケート調査を行い、集計・比較しました。

（調査には、日本アレルギー性鼻炎標準調査票作成委員会により整備された日本アレルギー性鼻炎標準QOL調査票をもとに、日本眼科アレルギー研究会が、眼科症状用に改編した「日本アレルギー性結膜疾患標準QOL調査票」（JACQLQ）を用いた）

まず、結膜の充血の状態ですが（グラフⒶ）、従来の治療法群は花粉の本格飛散のタイミングで症状が強く出て、治療開始後に徐々に弱まっていますが、2週目まで初期療法群に比べて充血が強い状態です。それに対し初期療法群では、充血はシーズン中を通してほぼ変わらない状態です。なお、スコア1・5は顕微鏡で見なくても明らかに充血がわかりますが、0・5になると、目視ではほとんど気にならない程度です。

次にかゆみの自覚症状についてで

Ⓐ ■ JACQLQ：他覚所見スコア 結膜充血（眼瞼＋眼球）

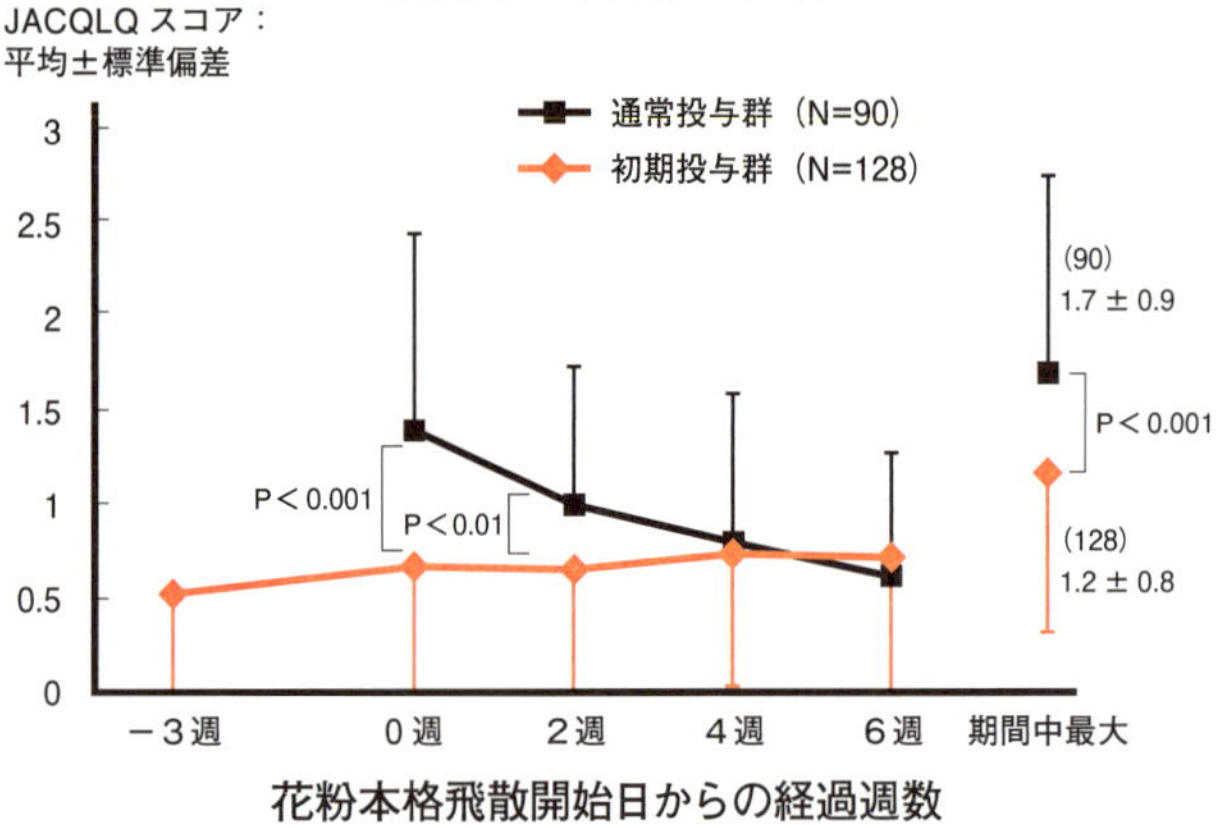

出典：※7の図7から改編

す（グラフⒷ）。こちらもグラフの傾き具合は充血と似ており、従来の治療法では治療を開始してから徐々にスコアが落ちますが、２週間以上初期療法群に比べてかゆい状態が続きます。一方、初期療法群ではシーズン終わりにかけてほぼ一定といえます。なお、スコア１以下はかゆみの自覚はほとんどないといっていいでしょう。

　初期療法群では、花粉のシーズン中ほとんど、強いかゆみを感じることなく過ごすことができたと考えら

Ⓑ ■JACQLQ：自覚症状　目のかゆみ

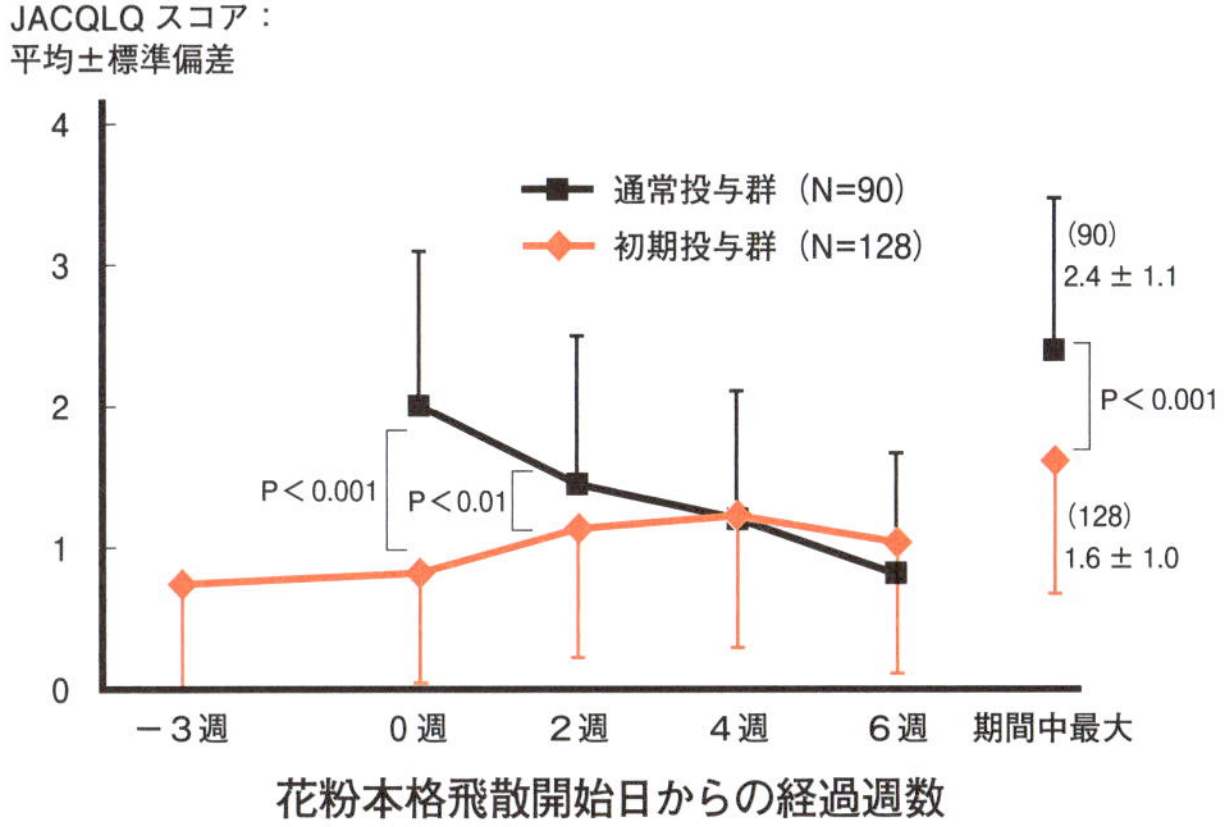

出典：※７の図３より改編

れます。

ここで注目すべきは、花粉の本格的な飛散が始まったタイミングでの両群の差です。いずれも従来の治療法群のスコアが上回っており、初期療法群と大差をつけています。これがすなわち「つらさ」の差となります。

従来の治療法群の患者さんはかゆくなってから受診しますので、少なくとも数日、長いと数週間はかゆくてつらい日を過ごしていることになります。

本格的な飛散開始前から治療を受けていれば、すわ大量に花粉が飛んでも、グラフが示す通り、症状が急に強く出るなどの大きな変化がないのです。本人がつらさを自覚していないということは、つまり、花粉が飛んでも、この時点では「花粉症の自覚症状は出ていない」ということです。症状が出るのを遅らせられるという初期療法の効果が、この調査でも確認できたというわけです。

かゆみがおさまれば、「生活の質」も格段に良くなります。生活の質とはQOL（クオリティ・オブ・ライフ）ともいい、その人がどれだけ心身とも楽に、不便なく、充実して生活できているかをあらわす概念で、病気・怪我の程度や治療の効果をはかる尺度の一つにもなっています。ここでは、「生活の快適さ」と置き換えて良いでしょう。

グラフⒸの縦軸は快適さをスコア化したもので、数値が高いほど不便さが増しますが、5以下であれば問題なく快適に過ごせているといえます。従来の治療法群では、花粉の本格飛散時は相当に不快で不便な状態であり、治療するにしたがい快適さ

Ⓒ■ JACQLQ：QOL　領域別スコア

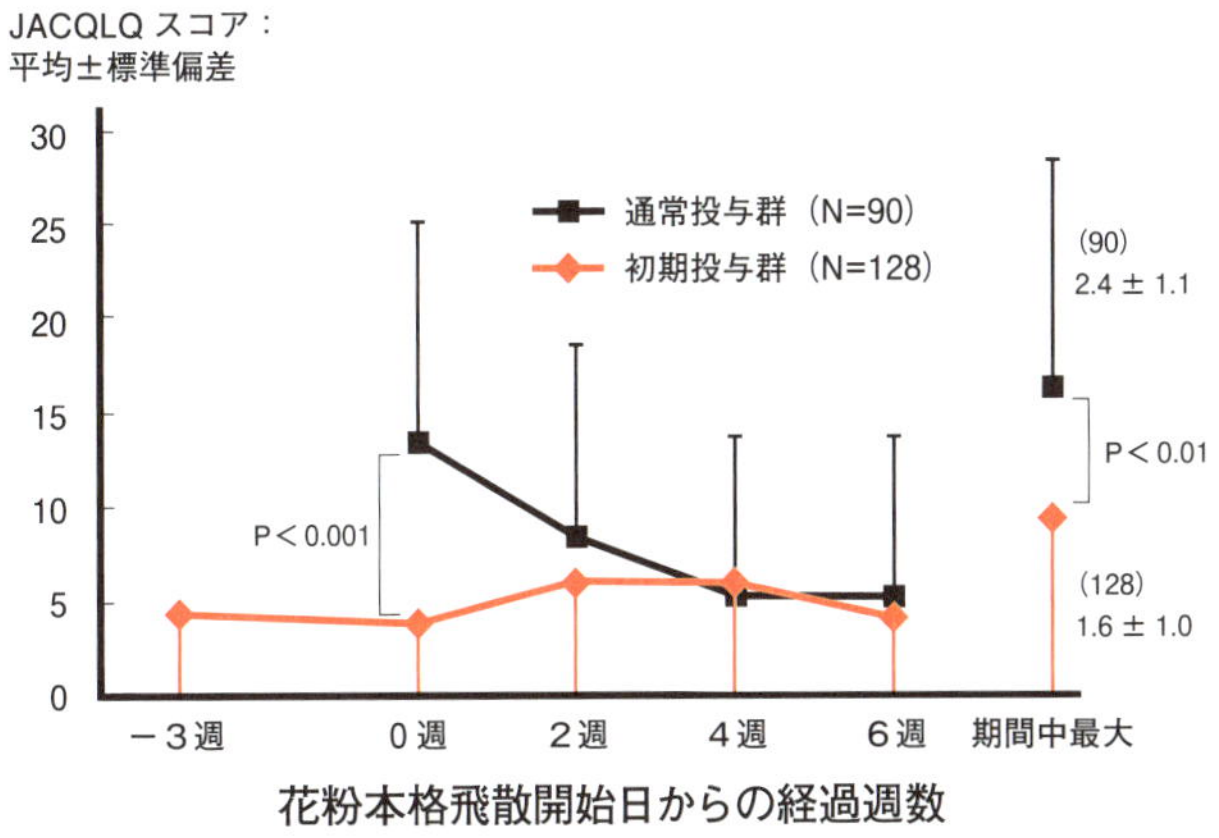

出典：※7の図5より改編

を取り戻してきます。それに対し初期療法群では快適なまま本格シーズンを迎え、飛散量が多くなると多少スコアが上がるものの、ほぼ一定です。花粉量の多少に関わらず、ほぼ安定して快適な生活が送れていることをグラフは示しています。

このように、我々の調査では、初期療法により症状も、生活の快適さも、花粉の量に大きく左右されることなくいい状態のまま保たれることが明らかになりました。

※7：深川和己、藤島浩、高村悦子、他・季節性アレルギー性結膜炎に対するエピナスチン塩酸塩点眼薬による初期療法の効果・アレルギー免疫 22（9）：110-120. 2015.

初期療法をしても通院頻度はほとんど増えない

初期療法では、花粉が本格的に飛び始めるおよそ2週間〜4週間前から治療を始めます。そうすると「1シーズンの間に使う薬の量が増えるのでは？」と思われがちです。

「薬は自然のものではないから、できるだけ使いたくない」という価値観を持っている人もいます。もちろんむやみに使うべきではありませんが、治療で必要なのにもかかわらず難色を示す人がいます。そういう人にとっては、症状がないのに薬を使うなんて、過剰医療なのでは？　と思われてしまうのかも知れません。

しかし、それは大きな誤解です。

花粉の飛散時期は決まっていますから、受診時期が早い分、飛散終了までの期間が長くなるので、通院回数も増える、と誰もが考えるでしょう。ところが、そうではないのです。

初期療法の場合、患者さんはまだ自覚症状がほとんどない状態でいらっしゃいます。体の中で知らないうちに起きている軽微な炎症を抑えるための治療ですから、強い薬は必要ありませんし、処方も複雑ではありません。

そのため、シーズン前に受診し、薬を処方してもらえば、従来のようにピークの時期につらくて何度も薬をもらいに行く、などということが必要なくなるケースが、とても多いのです。

ただし、初診の患者さんは、診察や検査に時間がかかるのと、薬の効き具合や安全性などをこまめに確かめながら治療を進める必要がありますので、多少通院頻度が増えることになります。

当院の患者さんで、スギ花粉症歴が長くすでに初期療法を受けている人では、1月に受診し、薬をもらって帰ります。その次は、といえば、どうしてもつらかったら3月にいらっしゃい、と言っていますが、たいていの場合「今年は大丈夫でした」とピークを過ぎた4月ごろに再診に来られます。

つまり、花粉のピークである2〜3月に、つらくて眼科にかけこむようなことがなくなる可能性が高いのです。

それも、常に花粉に対して先手を打っていき、症状がほとんどないうちから炎症を抑えているからなのです。先回りして敵を封じ込め、ピークの時期は医者いらず。花粉症の患者さんにとってこんなに快適なことはないでしょう。

強い薬も、使わずに済む

初期療法で得られる薬のメリットは、量が減らせるだけではありません。症状が重い人の場合、症状を抑えるために強い薬、つまりステロイド点眼薬を使わざるを得ないことは多々あります。しかし、すでにお話しした通り、ステロイド点眼薬には眼圧が上昇しやすいという見過ごせない副作用があります。眼科でしっかり検査をすれば問題はありませんが、できるだけステロイド点眼薬を使わずに症状が緩和できれば患者さんにとってベストです。

それが、初期療法ならできる可能性がとても高いのです。症状がほとんどないうちから炎症を抑えていきますので、その分、重症化しにくくなるからです。

実際に、花粉の飛散がピークの時期にはステロイド点眼薬で抑えていた患者さんが、初期療法を受けるようになってから不要になった、という症例は当院にもたくさんあります。

耳鼻咽喉科では、比較的早くからステロイド点眼薬を使うことが推奨されています。鼻の場合、眼に比べれば副作用の影響が少ないからです。点眼薬の場合、眼圧が上がるという副作用が起きる場所が眼の表面から近く、眼圧上昇という副作用が出やすいので注意が必要なのです。

眼の場合、初期療法で使う薬は、後で詳しく述べますが抗ヒスタミン点眼薬が柱です。これをシーズン前から使うことで重篤な症状が出るのを抑えられれば、強いステロイド点眼薬をほとんど使わないで済むというのが初期療法の大きなメリットです。

薬の耐性は心配なし

同じ薬を長期間使い続けていると、効きが悪くなっていくのでは？　と気にする人も多いようです。

花粉症では毎年、2～3か月は薬を使い続けますので、そのうちに効かなくなってきて、どんどん強い薬に切り替えたり、使える薬がなくなったりしませんか？　と心配する声が実際に診療の場でも聞かれます。

確かに薬の中には、耐性といって、使い続けているうちに、菌やウイルスがその薬に対して抵抗力を持つようになってしまうものがあります。菌やウイルスも生き延びるのに必死なので、薬に屈しないように自分の遺伝子を変化させたりするのです。

それでは、花粉症の初期療法で使われる抗ヒスタミン点眼薬はどうでしょうか。

抗ヒスタミン点眼薬の場合、まず耐性ができることはないと考えられています。もし「どうも最近、効きが悪くなったような気がする」と思っても、耐性のせいではなく、その時の体調が悪かったり、薬の使用が適切でなかったりといったことが考えられます。

点眼薬の場合、症状が軽くなるとつい忘れてしまうことがあります。飲み薬と比べると、自分では点眼しているつもりでいて実はしていなかった、ということに気づきにくいものです。それでかゆみがぶり返したりすることはよくあります。

自己判断で「今日は楽そうだから少しでいいや」などと点眼を控えたりやめたりしてしまうのは、せっかくの効果を弱めてしまうのでもったいない。薬の正しい用法、用量は治療の基本ですので、主治医や薬剤師の説明をよく聞きましょう。

飲み薬の場合は、ほかの薬との飲み合わせが悪かったり、といったことも考えられます。

例えば、一部の抗生物質（抗菌薬）は抗アレルギー薬と一緒に飲むと、心臓に負担をかけ不整脈を起こす恐れがあります。

また、ちょっと頭痛がする、風邪気味かも、といって、市販の鎮痛解熱薬や風邪薬を抗アレルギー薬と一緒に飲んでしまうと、眠気が強くなったり頭が重くなったりします。これは花粉症の治療をしている人なら、よく知っていることでしょう。

花粉症以外の病気もあり、他科も受診していて薬をもらっているような場合は、特に、こうした思わぬトラブルに遭わないよう、事前に主治医に相談しましょう。

初期療法の副作用は？

どんなに効果の高い治療法でも、体へ大きな負担がかかったり、思わぬ合併症が出るなどの重い副作用があったりしては、そうそう簡単に受けるわけにはいかなくなります。どんな病気の治療にも言えることですが、薬も含め、すべての治療法には病気が治る、症状が改善するなどのメリットとともに、デメリットも存在します。例えば手術ならメスで傷がつき、感染のリスクが生じるなどです。薬にも症状を緩和する一方、種類によっては眠くなる、胃が荒れるなどの好ましくない反応が出る場合があるのは、すでによく知られています。医師はこうしたメリットとデメリットの両方を考慮し、患者さんにとってメリットの方が上回ると判断される場合に治療として行ったり、薬の処方をしたりします。

それでは、初期療法で抗ヒスタミン点眼薬を早い時期から使い始めることで、何か見過ごせないデメリットが生じる可能性はあるのでしょうか。

そもそも、抗ヒスタミン点眼薬は副作用がとても少ない薬です。体質によってはごくまれに眼にしみたりかゆくなったりなどの副作用が報告されているものの、重篤な事例はなく、子どもにも使える安全性の高い薬です。

そのため、使われている成分の副作用についてはまず、心配はないといっていいでしょう。それは初期療法でも従来の治療法でも同じで、花粉が飛び始める前から使用しても問題はありません。

ただし、薬の成分ではなく、すでに何度かお話ししているように、添加物である防腐剤が眼に悪い作用を及ぼす恐れがあります。抗ヒスタミン点眼薬の場合も、防腐剤が添加されているものは、長期間の使用で眼にあまりよくない作用を及ぼす可能性があります。初期療法の場合は特に、防腐剤の入っていない抗ヒスタミン薬をおすすめします。

満足度が高い初期療法（メリットのまとめ）

ここで初期療法のメリットをまとめてみます。

- かゆみの出る時期が遅くなる
- かゆみの強さを抑えられる
- これにより、強い薬（ステロイドなど）も減らせる
- 通院回数も減らせる
- これらにより、生活の質＝生活の快適さも格段によくなる。

初期療法を受けた患者さんの多くから、「仕事や勉強の効率が良くなった」「外出が苦でなくなった」「夜ぐっすり眠れるようになった」「イライラして家族にあたることがなくなった」といった声が寄せられます。かゆみがぐんと減るこ

とで、心身ともに楽になり、したいことを我慢するようなこともなく、充実して過ごせるようになるのです。

総じて、初期療法は患者さんの満足度が高いといえます。「もっと早く受けたかった」「今までのつらさは何だったのだろう」という声も多く聞かれますが、長年、つらい症状に悩まされてきた花粉症患者さんの本音といえるでしょう。

日焼け止めと同じ感覚で

どんな病気であっても、早期発見、早期治療が肝要です。花粉が飛び始める前から始めるなんて、何か特別な治療のように思えるかもしれませんが、決してそうではありません。

かぜも、ひきはじめが肝心といいますし、「かかったかな」と思ったら早めの……などという市販薬のコマーシャルもあるくらいです。がんのような命に関わる病気も、症状が出る前に発見し治療をすれば、今は医学の進歩により、高い確率で命が助かる時代になっています。早めに手を打つことで大ごとにしないのはむしろ当たり前の考え方です。花粉症による眼のアレルギーも、早期治療によりその恩恵が受けられることがわかった、と喜ばしいことなのです。

病気に関わらず、日常生活の中でも「転ばぬ先の杖」的なことはたくさんありますよね。例えば、今日は表を歩く時間が長い、あるいは海水浴に行きますというときには、紫外線をたくさん浴びることはあらかじめ想像がつきます。そして日焼けしたくない人は、外出前に日焼け止めを塗っておきます。

日焼けしてからあわてて冷やしたり、薬を塗ったりしてもひりひりしたり赤くなったりはなかなかおさまらず、つらい思いをしてしまいます。前もって日焼け止めを塗っておく方が、快適に過ごせるのは誰の目にも明らかでしょう。

冬場も、今日は湿度が低くて乾燥しそうだ、というときには出かける前に顔や体にクリームなどを塗って保護します。これにより外気の刺激から肌を守り、かさつきやそれにともなうかゆみ、痛みを遠ざけることができます。

歯磨きも同様です。むし歯になってから歯磨きをしても遅く、むし歯にならないように歯磨きをしています。

花粉症の初期療法も、それらと基本的には同じ考えととらえることができます。適切な薬剤で眼を良い状態に整えておくことで、花粉の刺激から眼を守る、「転ばぬ先の杖」なのです。

本格飛散する約2週間前に受診を

初期療法は花粉の本格的な飛散が始まる約2週間前からスタートさせることが肝要です。スギ花粉なら関東の場合は、1月下旬からの治療が望ましいでしょう。遅くともバレンタインデー前には受診し、抗ヒスタミン点眼薬を開始します。

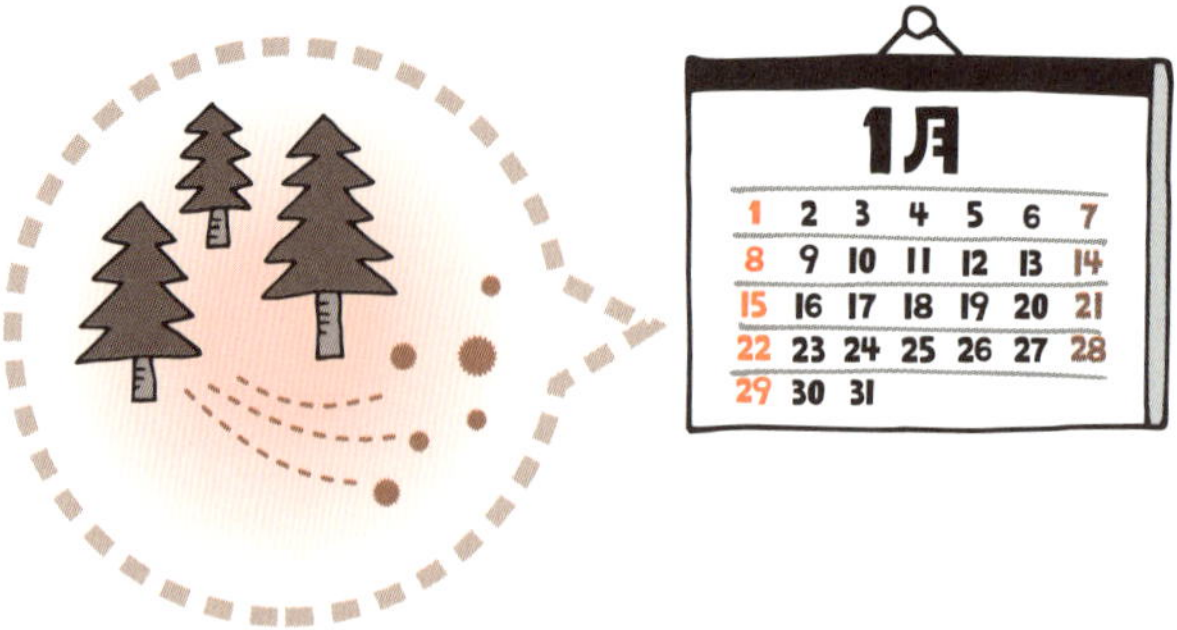
1月
1 2 3 4 5 6 7
8 9 10 11 12 13 14
15 16 17 18 19 20 21
22 23 24 25 26 27 28
29 30 31

初期療法の効果

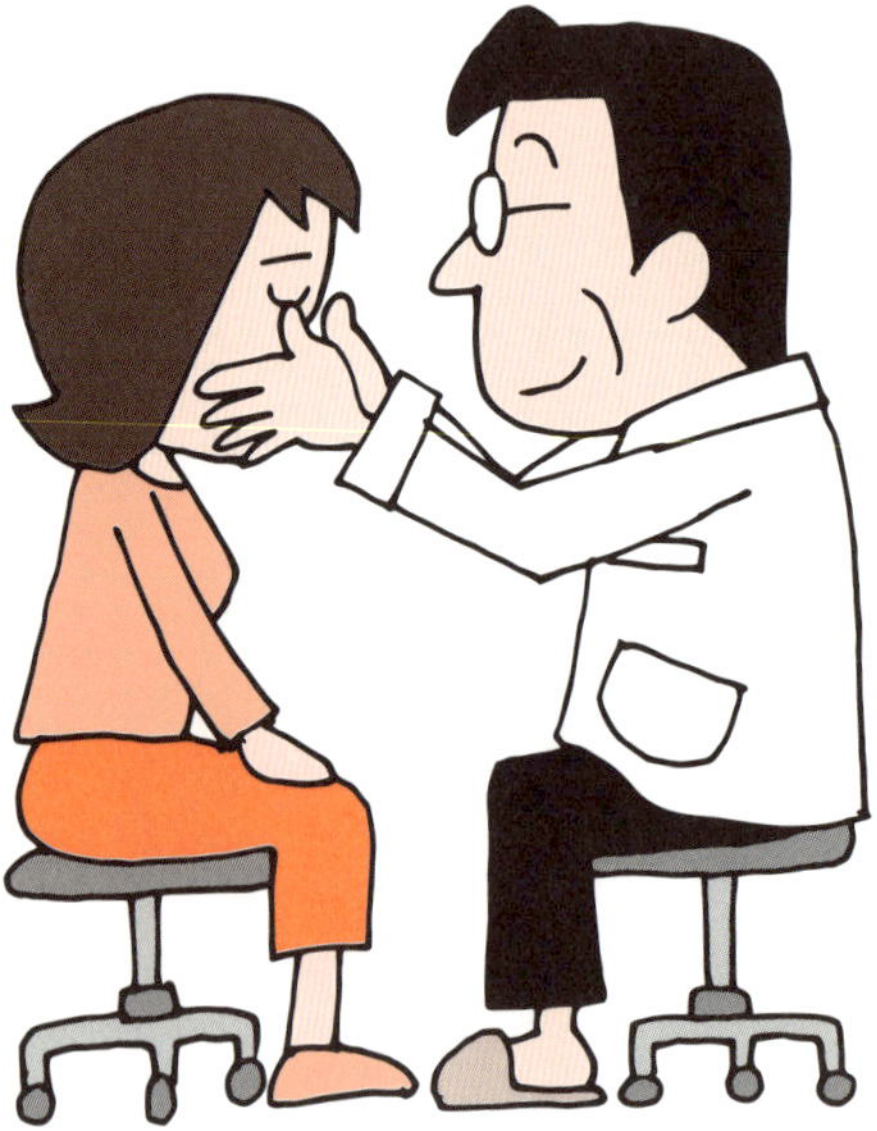

初期療法を受けていても、花粉飛散のピーク時には多少、かゆみが増すことはあります。従来の治療よりはずっと軽くて済むはずですが、それでもつらいときには再度受診いただき、薬を増やしたり処方を見直したりする場合もあります。当院の症例では、1月末に初期療法を開始すれば、次の受診は飛散のピーク時に1回あるかないかで、受診の必要もなくシーズンが過ぎるケースも少なくありません。

なお、初期療法は保険内治療ですが、数年前から広まり始めた新しい治療法のため、行っていない医院もあるのが実情です。事前に、初期療法をしているかどうか問い合わせしてから受診することをお勧めします。

BAK（防腐剤）フリーの目薬登場

繰り返しになりますが、防腐剤の入った点眼薬は、長期にわたり続けて使用すると、眼への悪影響が懸念されます。

現在、市販薬も含め、ほとんどの点眼薬には雑菌の繁殖を防ぐため、防腐剤が添加されています。その6割はベンザルコニウム塩化物という成分です。以下、略称としてＢＡＫ《バック》と表記します。

防腐剤は薬に菌が繁殖したりしないようにし、品質を保ち安全に使えるようにするために添加されます。中でもＢＡＫは安価で防菌効果が高く、製剤に使いやすいのが特徴です。防腐剤としては定番中の定番といっていいでしょう。ところが、このＢＡＫ入りの点眼薬を長期で使用すると、眼に障害が起こる恐れのあることが報告されているのです。

一つは、角膜上皮障害といって、黒目を覆いカメラでいうレンズの役割を果たす角膜が傷ついたり、その一部が剥がれたりすることです。重症になると潰瘍になることもあります。

また、結膜の上皮も障害を受けることがあります。安全な品質のために使われているＢＡＫですが、角膜や結膜の上皮にとっては、長きにわたる使用で害がおよぶ恐れがあるということです。

もう一つは、ソフトコンタクトレンズ（以下ソフトＣＬ）への吸着です。吸着するとレンズが変形する恐れがあるほか、やはり角膜上皮障害を引き起こす元になります。ソフトＣＬ使用者が点眼する際にはＣＬを外すように言われるのはこのためです。

特に花粉症のような、毎日のように長期にわたり点眼薬を使い続けるケースでは、防腐剤の入っていないものを選ぶのが賢明です。初期療法のように、症状が出る前から治療を開始するような場合であればなおさら、ＢＡＫフリーであることにこだわるべきと私は考えます。

まだ一般にはあまり広く知られていませんが、そのＢＡＫフリーの抗ヒスタミン点眼薬が、近年登場しました。医療機関でのみ出すことのできる処方薬で、ドラッグストアなどの小売店では入手できません。

しかもその薬に、「かゆみスイッチ」（P128参照）を減らす作用のあることが、近年の研究でわかったのです。[※8]

したがって、この抗ヒスタミン点眼薬は、花粉症の従来の治療にも使えますが、とりわけ初期療法に適している点眼薬といえます。かゆみを起こさせる元をなくしてしまう、患者さんにたいへんメリットの大きい効果が期待できる上、長く継続的に使っても、角膜を傷める心配がないからです。

それだけではありません。レンズへのBAKの沈着もないので、ソフトCLの上からでも使えるというメリットもあります。

かつては、CLを装用している花粉症の人には、点眼治療を行う上でのリスクを避けるため、「まずCLをやめてください」と言わざるを得ませんでした。毎年、花粉飛散の時期になるたびCLを外し眼鏡の生活をしなくてはならない、というのは、当事者にはとても不便なことです。

しかし、BAKフリーの点眼薬の登場で、状況は一変しました。診療の場で

「この目薬はCLの上からでもさせるんですよ」と説明すると、患者さんにはとても喜ばれます。花粉のシーズンがきてもわざわざその時期だけ眼鏡に替えることも、点眼のたびにCLを外すことも不要、というのは嬉しいですよね。もちろん、アレルギーが強くて充血や異物感が強い場合など、CLの中止が必要になる場合もあります。

処方薬には現在、BAKの含まれている点眼薬と、BAKフリーの点眼薬の両方ありますので、今使っている点眼薬について知りたい場合や、BAKフリーの点眼薬を希望する場合はかかりつけの眼科に聞いてみてください。

※∞：Takanori Mizoguchi, Mineo Ozaki, and Nobuchika Ogino. Efficacy of 0.05% epinastine and 0.1% olopatadine for allergic conjunctivitis as seasonal and preseasonal treatment. Clin Ophthalmol. 11: 1747–1753. 2017

30年来のかゆみが激減。外出も自由に、夜もぐっすり

Aさん　50代女性　花粉症歴30年

20代後半でスギ花粉症を発症し、はや30年。毎年、3月目前になり少し寒さがゆるんだかな、と思ったころに、まぶたの下側がかゆくなってきて、みるみる間に眼全体がこすらずにいられないほどに。涙でぐずぐずになるし、赤くなるしでつらい春を過ごしていました。

かゆみでイライラしながらも、何かと忙しい年度末と花粉症の時期が重なるため、医院に通う時間もままならず、やり過ごすしかありません。外出時には帽子にマスク、サングラスで完全防備。もちろんオシャレとは無縁です。友だちから食事や観劇などに誘われても、まったく気乗りしませんでしたし、

何より真っ赤ななみだ目では気を遣わせてしまい楽しくないだろう、と、何度お断りしたか知れません。

四六時中、起きている限り、かゆみが気になって仕方なく、何をするにも集中力がそがれるのがつらかったです。それどころか寝ているときさえもかゆくてぐっすり眠れなかったり、寝付けなかったりして朝目覚めてもぼんやり。これでは体ももちません。

ほかに持病があるわけではないのに、煩わしい症状のせいで一日中、頭も体も重だるく、気分も落ち込んで……すべては花粉のせい、花粉症さえなければ、と、情けない思いをしてきました。

でも数年前に、初期療法という新しい治療を受けるようになってから状況は大きく変わりました。それまではスギ花粉がたくさん飛び始めてから、医院にかけこんで薬をもらっていたのですが、初期療法ではまだ寒い2月上旬ごろから目薬をつけはじめます。かゆみは出ていないのですが、自分としては予防のつもりでつけていました。そうしたところ、それまでの花粉症によるあらゆる眼の悩みが、格段に少なくなったのです。何よりかゆみをはじめ、ちくちく、ゴロゴロなどの違和感がほとんど気にならなくなり、こすったりかいたりすることもなくなったので、以前のように涙でぐずぐずになったり赤くなるようなこともなくなりました。

何が嬉しいといって、春の天気の良い日に何の不安もなく外出できることです。治療していても花粉をできるだけ避けることは大切なので、飛散ピークの時期にはマスクや眼鏡が必要ですが、そうでもない日は屋外を長く歩くときだけで済むようになりましたし、お化粧やオシャレも楽しめるようになりました。

以前は、春に何かを楽しんだ思い出がまったくといいほどなかったので、あれもできる、これもできる、と今までの分を取り返すかのように、あちこち出かけるようになりました。

　また、夜の寝付きがとてもよくなって、朝すっきりと目覚めるので、日中、眠気や花粉で頭がぼーっとしたり、疲れやすかったりということが激減しました。かゆみのつらさから解放されるって、こんなに楽なんだ、と毎日が本当に嬉しくてなりません。家事もテキパキとこなせますし、好きな読書にも集中できます。

　したいことができるから、ゆううつでいることもなくなったし、家族からも、笑顔が増えたねと喜ばれています。

　花粉の多い日は多少、今日はかゆいなぁという日もありますが、以前のような何も手につかないほどのかゆみではなく、薬で抑えることができるので苦になりません。

　決してオーバーではなく、初期療法に出合えて人生が変わった、というくらい楽になりました。次回も治療の開始を忘れないよう「2月になったら眼科へ」と、カレンダーに印をつけています。

第5章

眼のアレルギー 重症化したらどうなる

強い痛みは重症化のサイン

眼のアレルギーはほとんどが結膜に起こるアレルギー性結膜疾患で、中でも花粉症が多くを占めます。しかしそのほかに、同じアレルギー性結膜疾患でも病態がまったく異なる疾患もあります。

第3章で、I型のアレルギー反応には即時相と遅発相の2種類あるという話をしました。これまでは花粉症に代表される即時相に絞った話でしたが、本章で紹介するのはもう一つの、遅発相が主役の病気です。

これは増殖型ともいい、強いアレルギー反応によりリモデリングが生じ、組織が異常に増殖してしまうのが特徴です。ぶつぶつができて腫れたりむくんだりし、強い痛みをともなうことが多く、重症化しやすいのが特徴で、治療方法も花粉症に対するそれとは異なります。

自然に治ることはなく、「花粉症だろう」と思い込み、様子を見ていたり、市販薬を使ってみたりしても、症状がおさまることはありません。それどころか、時間の経過とともにひどくなってしまいます。

ここでは重症化しやすい主な病気として、「春季カタル（VKC）」「アトピー性角結膜炎（AKC）」「巨大乳頭性結膜炎」の3つについて説明します。いずれも突然発症し、朝、起きたら眼がたいへんなことになっていてびっくり、ということも珍しくありません。自己判断は禁物。悪化させないためにもすぐ眼科を受診してください。

春季カタル（VKC）

花粉症と間違えやすい代表的な病気が春季カタル（VKC）です。春に発症したり重症化したりすることが多いことからこのような病名がつけられていますが、春以外にも起こり得ます。

好酸球などの炎症細胞が集まってきて、隆起物（巨大乳頭）が結膜にたくさんできて腫れます。そこからしみ出た好酸球が、角膜を傷つけるため痛みとなって感じられることもあり、眼を開けられなくなるほどです。

これらは、アレルギーによる炎症で、黒目の表面を覆っている角膜に細かい傷がたくさんできるために起こります。重症になると角膜が白くにごってきたり剥がれて「びらん」や「潰瘍」の状態になることもあります。こうなると内部の神経がいわばむきだしのようになり、さらに痛みと炎症が強まります。また、潰瘍の底にいろいろな細胞の死がいやムチンがくっついて角膜プラークと呼ばれるかさぶたができ、それが視界をさえぎってものが見えにくくなることもあります。

春季カタルは小学生くらいまでの男の子に多い病気です。「眼が痛くて開けられない」と訴えてきたらすぐ眼科に連れて行きましょう。男の子は特に、「掻

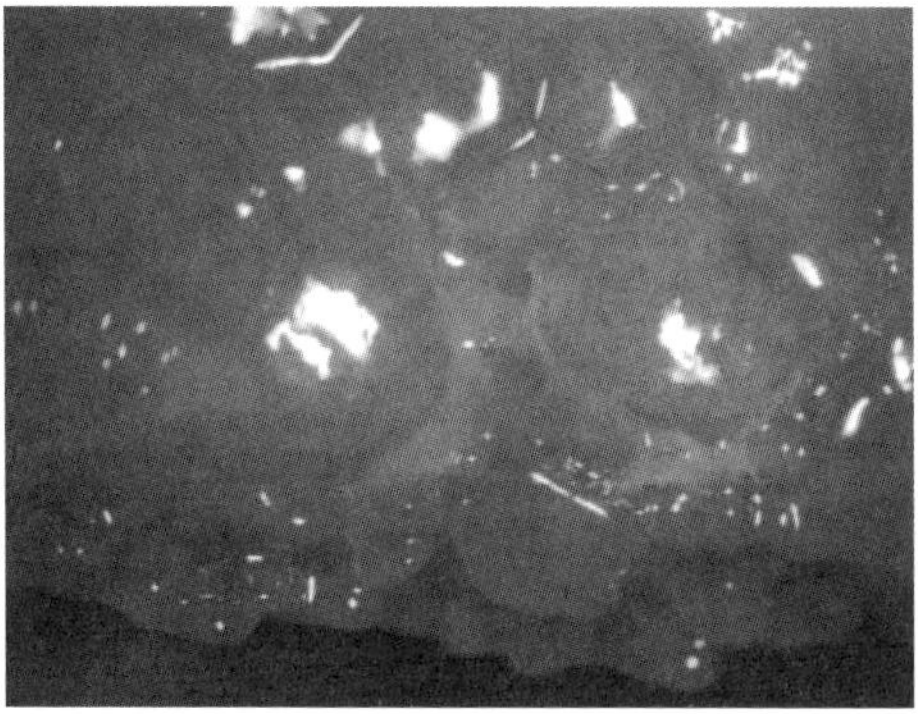

春季カタル
上眼瞼結膜
巨大乳頭増殖

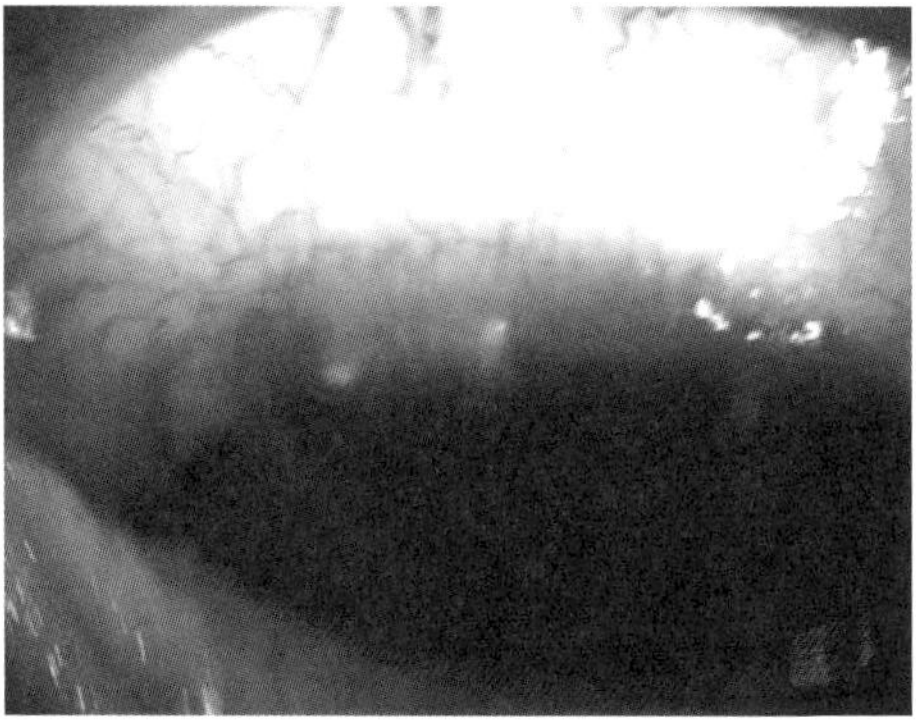

春季カタル
輪部型
角膜輪部堤防状隆起

いちゃだめ」と言い聞かせてもがまんできず眼をごしごしこすってしまいがちです。そうするとますます炎症が進み、まぶたが腫れ、角膜が傷ついて、強い痛みが出ることもあります。

痛みが強くて目があけられず学校に行けなかったり、授業が受けられないこともあります。

角膜プラークや潰瘍の状態が10歳以下で長く続くと「弱視」といって視力が将来ずっと不良になる危険性があります。ですからこうなる前に受診するのが、できるだけ早く治すポイントです。

アトピー性角結膜炎（AKC）

春季カタルは子どもに多い疾患ですが、アトピー性角結膜炎（AKC）は大人にも起こる病気です。病名があらわすとおり、アトピー性皮膚炎をともなうのが特徴で、他のアレルギー性結膜疾患と同様に、強いかゆみや充血、痛みが主症状です。

ＡＫＣには非増殖型と増殖型の２種類あります。専門的には後者を増殖型ＡＫＣと呼びます。

非増殖型は増殖型に比べれば症状が軽いものの、アトピー性皮膚炎を合併していることで、合併していない場合よりも重症化しやすく、薬が効きにくいとされています。場合によってはステロイドなどの強い薬が必要になることがあります。

増殖型ＡＫＣでは、春季カタルと同様に、まぶたの裏側の組織が異常に増殖するため分厚く腫れることも多く、好酸球によって角膜が傷つけられて、角膜びらんや潰瘍になることもあります。

非増殖型も増殖型も、まずかゆみが起こるので、「花粉症かも」と思い込み、放っておいたり、市販薬で様子を見ようとしたりしがちです。しかしかゆくて

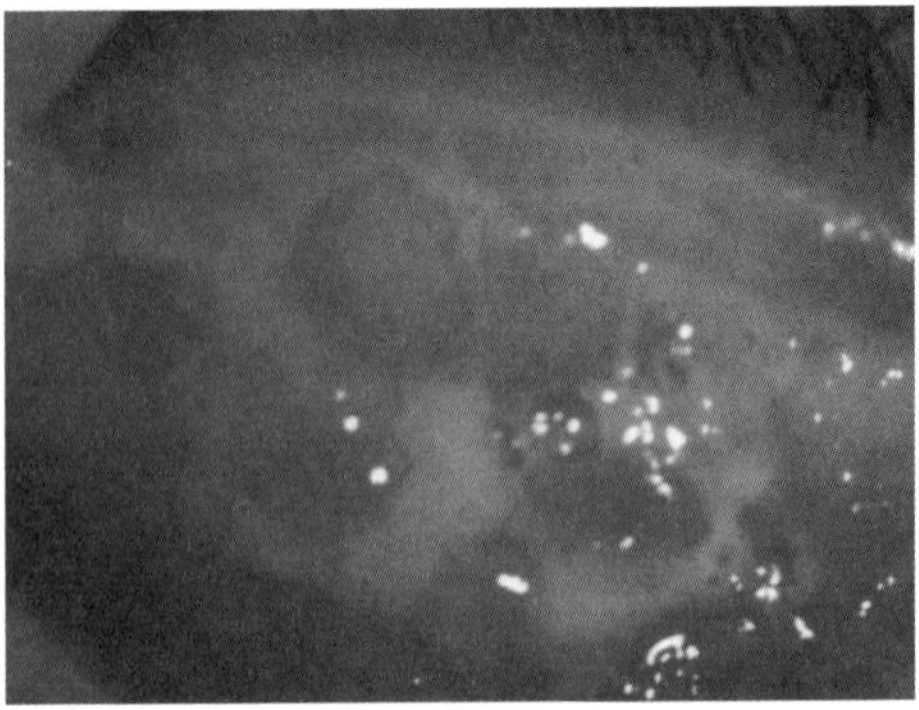

アトピー性角結膜炎
上眼瞼
巨大乳頭増殖

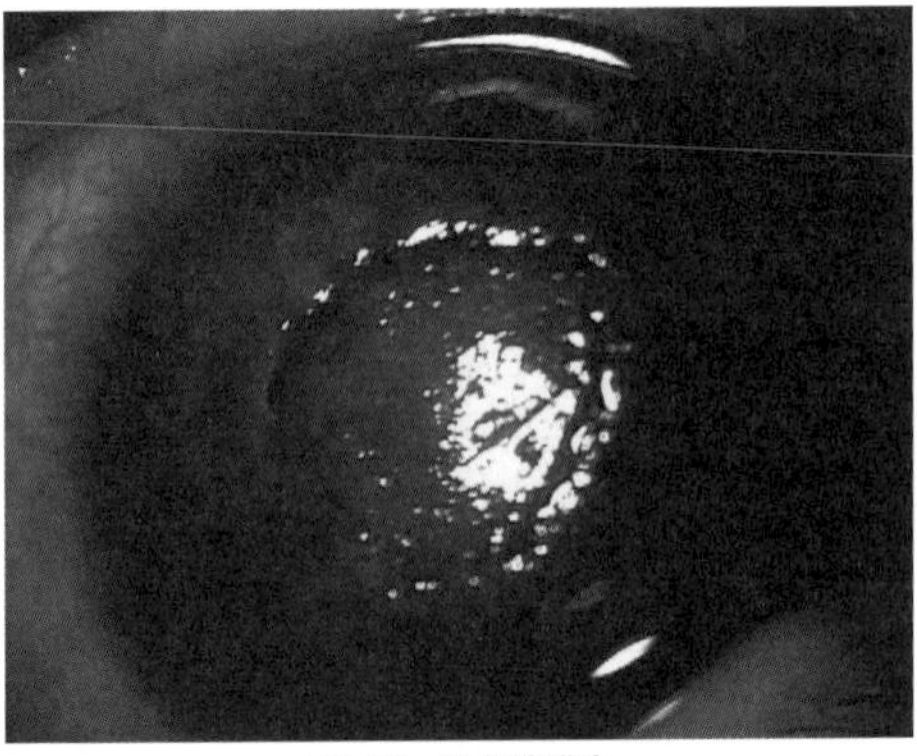

アトピー性角結膜炎
角膜シールド潰瘍

こすったりしているうちに、どんどん腫れてきて、痛みも強くなってしまうので、掻かずにすぐ眼科へ行きましょう。

ライフ・チェンジング・ドラッグで早い改善も

春季カタルや増殖型ＡＫＣの重症例に対して、かつては抗アレルギー薬に、炎症を抑えるための強いステロイド薬を組み合わせるしか治療方法がありませんでした。しかし数年前から、免疫抑制剤の点眼薬が登場し、より安全により早い改善が可能になっています。

免疫抑制剤は免疫反応の指令官であるＴ細胞の活性を抑えることでアレルギーを抑える薬です。短期間で劇的に症状が軽快することも多く、アメリカで新聞へのアレルギー患者からの投稿で「ライフ・チェンジング・ドラッグ」と称賛され、有名になりました。なんと、ステロイド点眼と異なり、眼圧を上昇させないのです。

以前は、春季カタルで長期間、良くなったり悪くなったりを繰り返し、痛みで学校にも通えないようなお子さんのケースでも、1週間程度ですっかり痛みがおさまり、元気に学校へ通えるようになるほどの効果があります。

とはいっても、あまり重症化させてしまうと治りも悪くなりますので、早めに受診することが大切です。なお、薬物療法で症状が改善しない場合は、内服薬の併用や乳頭を切り取る手術が検討される場合もあります。

コンタクトが原因になる病気もある

巨大乳頭結膜炎とは、上まぶたの裏に炎症が起こり、大きなぶつぶつとした隆起物がたくさんできている状態です。異物感やかゆみが出て、目やにも増えます。

主に、コンタクトレンズの装用者に起こる疾患として知られています。コンタクトレンズをつけていると、常にその表面と、上まぶたの裏側が接している状態になります。レンズを長時間つけっぱなしにしていたり、洗浄が不十分だったりすると、レンズの表面にはタンパク質の汚れが付着したままになります。それが抗原となり、アレルギー反応が起こってしまうのです。

ワンデータイプを使っていても起こり得ますので、安心はできません。

レンズが原因とわかっていますから、この疾患にかかったらまずレンズの使用を中止することです。併せて炎症を抑える治療を行い、ほとんどの場合数週間程度で軽快していきます。

花粉症には「眼にもマスクを！」

花粉アレルギーの抗原は次の3つ

① 雑草系（草本植物）　イネ、カモガヤ、ブタクサ、ヨモギ

花粉の飛ぶ範囲が数十m程なので、これらの植物が生えている場所に近づかない。家の近くに生えている場合、そちら側の窓は開けないようにする。5月～8月が花粉の飛散時期なので、花粉が飛ばない時期に、これらの植物の生えている場所を確認しておきましょう。

② 樹木系（木本植物）　スギ、ヒノキ、シラカバなど

2月ごろから花粉の飛散が始まり、ヒノキにも反応する場合は6月ごろまで花粉症に悩まされます。雑草系と違い、花粉の飛ぶ距離は100㎞と長く、広範囲。これを避けるには徹底防護の構えが必要です。

③ ダニ・ハウスダスト

ダニが繁殖しやすいのは、6月～8月の湿度の高い季節です。ダニの寿命は3か月ほど。10月から11月に死ぬと大量の死がいが舞い上がるため、秋から冬にアレルギー症状がひどくなることも。ダニは人間が好む住環境が好きなので、高気密・高断熱の家では冬でもダニが発生します。掃除と換気が大切です。ダニ、ハウスダストを通年性抗原と言います。

眼にもマスク！のポイント

花粉が眼に入るから眼の充血やかゆみが起こります。眼に花粉が入らないようにすることが肝心です。花粉の季節になったら、必ずメガネをかけましょう。おすすめは、花粉防止用のメガネです。ひさしがついていて、上や脇から花粉が入りにくい構造になっています。普通のメガネでも、つばつきの帽子をかぶるとさらに効果がアップします。

チェック

- □花粉飛散情報を確認し、多く飛散する日は無用な外出を避ける
- □花粉防止メガネとつばつき帽子を着用する
- □できるだけつるつるの服を着て、帰宅前に花粉を払う
- □部屋の掃除をこまめに。ふとんやカーペットには掃除機をかける
- □空気清浄機を活用する
- □コンタクトレンズを使用するときは、上から花粉防止メガネを着用
- □ドライアイはシーズン前にしっかり治療

眼を洗いたいと思ったら

人工涙液を使いましょう。薬局で買えますが、その際は必ず「防腐剤の入っていないもの」と言ってください。水道水で眼を洗ってはいけません。眼を守っている涙を洗い流し、眼の細胞を傷つけてしまう恐れがあります。また、かゆいときには、まぶたを掻いたり、たたいたりしてはいけません。ぬれタオルで冷やすようにしましょう。

「初期療法」で症状を抑える!

初期療法2つのアプローチ

❶眼のかゆみを起こさせない

実際にかゆくなる前にも花粉が飛び、アレルギー炎症が始まっています。早めに点眼して炎症を抑えると、ひどくなってから点眼するよりもずっと効果的にかゆみを抑えます。

特に、抗ヒスタミン点眼薬のうち、「かゆみスイッチ」を減らす作用(インバースアゴニスト作用=P131参照)がある点眼薬は、初期療法に向いています。

❷眼のかゆみを抑える

抗ヒスタミン点眼薬は、マスト細胞が脱顆粒して放出したヒスタミンを、結膜の神経や血管に結合するのを抑えます。つまり、かゆみや充血を抑える働きをします。

初期療法のメリット

●発症を遅らせる、軽減させる

花粉が飛び始める2週間ほど前から初期療法を始めることによって、そのシーズン中、つらさが軽減されます。また、症状の発症を遅らせるので、つらい期間が短くなります。

●強い薬を使わずに済む

アレルギー炎症が慢性化したり、重症になったりした後では、ステロイド点眼薬が必要になることもあります。その場合、眼圧チェックなどのため、診察頻度をあげる必要があります。それはステロイド点眼薬に緑内障や白内障を引き起こす危険があるからです。眼科専門医の定期検査を必ず受けてください。初期療法を行うと、こうしたステロイド点眼薬などの強い薬を使わずに済む症例が増えます。

●QOL（生活の質）を改善

「イライラしなくなった」「ぐっすり眠れるようになった」「仕事や勉強の効率が良くなった」など、眼のかゆみが減るだけで毎日がイキイキとするものです。特にスギ花粉で悩んでいた人にとっては、本来の明るく希望に満ちた春の季節を取り戻せます。

受診のポイント！

○初期療法は花粉の本格飛散する2週間前からスタートさせましょう。

○初期療法は保険内診療ですが、行っていない眼科医院もあるかもしれませんので、事前に確認してから受診しましょう。

おわりに

症状が出るちょっと前から治療を始めれば、つらい症状から解放され、生活がぐんとラクに——。本書で初期療法の良さがおわかりいただけたでしょうか。

私は診療と人生のモットーとして「ゴキゲンな笑顔がゴキゲンを呼ぶ」を掲げています。花粉症による眼の症状は、単に炎症が起こって組織が傷むといったような体へのダメージにとどまらず、やる気をそぎ、楽しみをなくすといった心へのダメージも計り知れません。患者さんにとってはゴキゲンどころではないでしょう。

つらい症状を軽くするのが医師の役目ですが、できればそんなつらい症状に遭わずに済むようにしたい、その方が患者さんはずっと楽ですし、嬉しいはず。花粉シーズンの間も患者の皆さんにゴキゲンでいて欲しい。本書にはそんな思いを込めています。

本書ではまた、点眼薬の長期使用による眼の影響についても触れています。花粉症などのアレルギー疾患では、ある程度の期間継続した点眼治療を必要とするケースが多く、安全性に配慮した薬の選択が望まれます。

初期療法を知っていただくことで、花粉症患者さんが笑顔でいられる「ゴキゲン」な日が増えることを願ってやみません。

末筆になりましたが、初めての一般の患者さん向け単行本の執筆にあたり、執筆を勧めてくれた現代書林の鹿野青介さん、僕のどうしても論文調になってしまう文章をわかりやすくしてくれたライターの渡邉真由美さんに大変お世話になりました。ありがとうございました。

また、一般患者さんにもわかりやすい表現にするため、色々と意見をくれた愛する家内と子どもたちに心から感謝します。

著者

発症２週間前《はっしょうにしゅうかんまえ》からの治療《ちりょう》で花粉症《かふんしょう》の目《め》のかゆみは激減《げきげん》する！

2018 年 1 月 25 日　初版第 1 刷
2018 年 1 月 31 日　　　第 2 刷

著　者 ―――――― 深川和己《ふかがわかずみ》
発行者 ―――――― 坂本桂一
発行所 ―――――― 現代書林
〒162-0053　東京都新宿区原町 3-61　桂ビル
TEL ／代表　03 (3205) 8384
振替 00140-7-42905
http://www.gendaishorin.co.jp/
カバーデザイン ――― 中曽根デザイン
イラスト――――― 青木青一郎

印刷・製本：㈱シナノパブリッシングプレス
乱丁・落丁はお取り替えいたします。

定価はカバーに
表示してあります。

ISBN978-4-7745-1684-4 C0047